Geistig vital

Annemarie Frick-Salzmann

Geistig vital

110 Denkübungen

Mit 172 Abbildungen

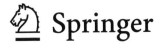 Springer

Annemarie Frick-Salzmann
Gümligen, Switzerland

ISBN 978-3-662-43755-1   ISBN 978-3-662-43756-8 (eBook)
DOI 10.1007/978-3-662-43756-8

SpringerMedizin

Planung: Susanne Moritz, Berlin
Projektmanagement: Ulrike Niesel, Heidelberg
Lektorat: Bettina Arndt, Gorxheimertal
Projektkoordination: Eva Schoeler, Heidelberg
Umschlaggestaltung: deblik Berlin
Fotonachweis Umschlag: © atoss - Fotolia
Herstellung: Crest Premedia Solutions (P) Ltd., Pune, India

Gedruckt auf säurefreiem und chlorfrei gebleichtem Papier

Springer Medizin ist Teil der Fachverlagsgruppe Springer Science+Business Media
www.springer.com

Geleitwort von Professor Perrig

Es sind nun 15 Jahre vergangen, seit ich die Autorin dieses Buches, Frau Annemarie Frick-Salzmann, kennen gelernt habe. Frau Frick-Salzmann, langjährige Präsidentin des Schweizerischen Verbandes für Gedächtnistraining, hat mich damals in meiner Funktion als Gedächtnisforscher kontaktiert. Sie wolle in ihrem Verband in der Ausbildung neueste wissenschaftliche Erkenntnisse vermitteln, teilte sie mir mit. Ihre Gedächtnistrainerinnen und -trainer sollten über Gehirnstrukturen und Gehirnfunktionen und über die verschiedenen Gedächtnissysteme im Rahmen des Möglichen unterrichtet werden. Dabei sollte der Bezug zur Praxis nicht zu kurz kommen.

Sie erzählte mir von ihrer Arbeit und nährte damit meine schon damals vorhandene tiefe Überzeugung, dass Grundlagenforscherinnen und -forscher im Bereich der kognitiven Psychologie und der kognitiven Neurowissenschaft unbedingt vermehrt dazu bewegt werden müssten, ihre Erkenntnisse in die Anwendung zu bringen. Denn nur allzu dünn waren die Beiträge, die aus diesen Disziplinen in hilfreiche und verwendbare Praxis umgewandelt wurden oder werden konnten. So habe ich mich spontan entschieden, diese Initiative zu unterstützen. Seither habe ich mit großer Wertschätzung miterleben können, wie die Verbandsverantwortlichen kontinuierlich Trainingsmaterialien entwickeln, im Kontakt mit Universitäten Kurse und Kongresse organisieren und damit auf eine wertvolle Unterstützung geistiger Prozesse bei interessierten und hilfesuchenden Menschen hinarbeiten.

Nun liegt mit diesem Buch von Frau Frick-Salzmann eine große Aufgabensammlung vor, welche dem Erhalt oder der Verbesserung von Denk- und Gedächtnisfunktionen dienen. Die theoretische Einleitung ist kurz und ein Produkt der kurzen Rede. Sie stellt im Wesentlichen eine Klassifikation der Übungen dar, die später folgen. Diese Übungen umfassen induktive Denkaufgaben, deduktive Denkaufgaben und Übungen zur Wahrnehmung, zur Aufmerksamkeit, zur Merkfähigkeit, zur Sprache, zur räumliche Wahrnehmung und Vorstellung. Es sind nicht einfach gedächtnis-technische Tricks, deren Anwendung und Wirkung nur auf spezifische Aufgaben beschränkt bleiben. Die Aufgaben dieses Buches zielen auf übergreifende Funktionsprinzipien, welche das Denken, das Problemlösen und die geistige Kraft allgemein verbessern sollen. Darunter gibt es Aufgaben, die relativ einfach, andere, die gelinde gesagt anstrengend sind. Wer trotzdem dran bleibt, wird damit nicht nur die benannten Funktionen wie induktives Denken oder Aufmerksamkeit, sondern auch komplexe Prozesse des kapazitätsbeschränkten Arbeitsgedächtnisses und der Selbstregulation und das »Dranbleiben« schulen. Elemente also, die wir ohne weiteres auch willkommen heißen, wenn wir uns geistig fit halten wollen.

Für wen wird dieses Buch interessant sein? Es richtet sich ohne Zweifel an ein breites Spektrum von Leuten. Die einfacheren Aufgaben erlauben auch Personen mit leichten kognitiven Beeinträchtigungen, die Lösungen zu finden. Die schwierigeren Aufgaben werden auch gute Denker herausfordern. Die Anwendungen kann man selbständig bearbeiten. Das Buch wird aber auch große Hilfen und viele Anregungen für Fachpersonen liefern, welche im Bereich des kognitiven Trainings arbeiten.

Vom Buch geht eine positive Ausstrahlung aus. Es vermittelt den Glauben und den Optimismus an die eigene Tätigkeit, mit der man Gutes bewirken kann. In diesem Fall ist es die

Überzeugung, dass man mit Training, d. h. mit zielgerichtetem Einsatz und dem Lösen von Aufgaben Verbesserungen erreichen kann. Die Erkenntnisse der Wissenschaft unterstützen diesen Ansatz aus der Sicht der Trainingsforschung allgemein, aber auch aus der Perspektive von Funktionstrainings im Sinne von Arbeitsgedächtnistraining oder Denktraining. Aus den Aufgaben spricht auch die langjährige Erfahrung der Gedächtnistrainerin. Ein besonderes Zeichen eines gefühlvollen Engagements geht von den liebevoll gezeichneten Übungsmaterialien aus, die alle aus der Hand der Autorin stammen.

Vor diesem Hintergrund zolle ich diesem Buch eine hohe Wertschätzung. Die Autorin bekommt meine höchste Anerkennung, und ich danke und gratuliere ihr für die geleistete Arbeit. So wünsche ich dem Buch eine gute Verbreitung und allen, die sich auf das Training einlassen, viel Erfolg.

Professor Dr. Walter Perrig
Bern, im April 2014

Geleitwort von Professor Klauer

Für Kinder und Jugendliche gibt es eine Fülle von Materialien zur Entwicklung und Förderung der geistigen Leistungsfähigkeit – und zwar im Buchhandel, aber auch als Angebote im Internet. Allerdings kann leider nur ganz Weniges davon mit gutem Gewissen empfohlen werden. Damit man solches Material wirklich vertretbar empfehlen kann, sollte es nicht nur theoretisch gut begründet, sondern auch hinreichend experimentell und mit positivem Ergebnis überprüft worden sein. Nur wenn beide Bedingungen erfüllt sind, kann man damit rechnen, beim Einsatz eines solchen Fördermaterials den Kindern oder Jugendlichen wirklich zu helfen und ihre geistige Entwicklung voranzubringen. Diese Bedingungen erfüllen aber nur extrem wenige der vielen Angebote.

Mit Blick auf ältere Menschen liegen die Dinge jedoch völlig anders: Hier gibt es kaum Materialien zur Förderung der geistigen Leistungsfähigkeit, vielleicht weil auch die Nachfrage nicht überwältigend groß ist. Ältere Menschen leben zumeist in einer geordneten Welt und stehen selten vor wirklich neuen Anforderungen, und bei den Anforderungen, denen sie im Alltag begegnen, wissen sie schon genau, was zu tun ist. Sie verspüren daher in aller Regel auch nicht das Bedürfnis, für ihre geistige Leistungsfähigkeit etwas zu tun, einfach weil sie nur selten Herausforderungen gegenüberstehen, die sie nicht problemlos auf Grund ihrer Erfahrungen bewältigen können.

Nur gelegentlich begegnen Senioren ungewohnten Schwierigkeiten, insbesondere im Bereich der Gedächtnisleistungen, etwa wenn sie einen an sich vertrauten Namen nicht mehr herausbringen oder bei Wortfindungsstörungen, wenn ihnen ein bestimmtes Wort nicht mehr einfällt, obwohl sie genau wissen, welches Wort sie meinen. Ernsteren Schwierigkeiten begegnen ältere Menschen allerdings bei Bedienungsanleitungen, oder wenn sie plötzlich auf Computer umsteigen wollen, ein neues Gesellschaftsspiel erlernen sollen, ein Smartphone geschenkt bekommen oder am Bahnhof eine Fahrkarte an einem der modernen Fahrkartenschalter lösen müssen (Klauer u. Rudinger 1992). Geht man solchen Anlässen aus dem Weg, so kommt man als älterer Mensch aber ganz gut zurecht.

Die geistige Entwicklung im Alter ist nämlich durch zwei mitunter sogar gegenläufige Tendenzen gekennzeichnet. Was das Wissen betrifft, das man etwa im Beruf oder durch andere Aktivitäten gewonnen hat, kann es sein, dass kaum Verluste eintreten, sofern man in den Bereichen weiterhin aktiv ist, sich fortbildet oder im fachlichen Kontakt mit anderen bleibt. Tatsächlich gibt es nicht wenige Menschen, die auch in hohem Alter noch absolut kompetent auf ihrem Gebiet sind und entsprechend auch wahrgenommen werden.

Leider ist das nicht so, wenn es um andere Funktionen der Intelligenz geht, um die fluide Intelligenz, wie sie in der Psychologie genannt wird. Dabei handelt es sich um zentrale Funktionen des Denkens, Problemlösens und des gedanklichen Durchdringens, deren Abbau schon im Erwachsenenalter beginnt und jenseits der fünfziger Jahre mehr oder minder deutlich stärker voranschreitet. Diese negative Entwicklung ist seit vielen Jahren bekannt und wissenschaftlich gut gesichert. Aber leider spürt man davon kaum etwas, und die deutliche Verlangsamung der geistigen Prozesse, die mit dem Abbau verbunden ist, merken andere eher als man selbst. Subjektiv kommt man ja mit seinem Leben gut zurecht und sieht daher keine Veranlassung, etwas gegen den Niedergang der geistigen Fähigkeiten zu unternehmen.

Aus diesem Grunde kann man nur alle die Initiativen begrüßen, die ältere Menschen anstoßen, etwas für die Absicherung ihrer mentalen Kompetenz zu tun.

Wer jedoch dem Abbau der fluiden Intelligenz gegenwirken möchte, wird sich nicht leicht tun, einfach weil nicht sehr viel an wissenschaftlich akzeptablem und experimentell gesichertem Fördermaterial zur Verfügung steht. Aus diesem Grunde ist das von der Autorin vorgelegte Werk zu begrüßen, das neben der Gedächtnisförderung insbesondere wesentliche Aspekte des induktiven Denkens aufgreift und in ihrem Training einsetzt (vgl. auch Klauer 2012). Beim induktiven Denken handelt es sich um eine zentrale Funktion der fluiden Intelligenz, um eine Funktion, die es ermöglicht, Regelhaftigkeiten und Gesetzmäßigkeiten zu erkennen, nur scheinbare Regelhaftigkeiten als solche zu entlarven und auf diese Weisen mit Problemen und Aufgaben zurechtkommen, die eindeutig Intelligenz beanspruchen. Inzwischen ist durch 109 experimentelle Studien nachgewiesen, dass ein Training des induktiven Denkens die fluide Intelligenz substantiell fördert, und dies sowohl bei Kindern als auch bei Jugendlichen und eben auch bei Senioren, also über die ganze Lebensspanne (Klauer, 2014).

Von daher kann man das vorliegende Fördermaterial von Frau Annemarie Frick-Salzmann uneingeschränkt empfehlen. Ältere Menschen sind gut beraten, wenn sie sich das Material vornehmen und es konsequent Schritt für Schritt durcharbeiten. Dabei empfiehlt es sich, nicht zu viel auf einmal erarbeiten zu wollen, sondern das Programm über einen gewissen Zeitraum zu verteilen, aber auch, bei der Stange zu bleiben statt vorzeitig aufzuhören. Nur konsequentes und langzeitig durchgeführtes Training wird auch zu langfristigem Erfolg führen.

Prof. Dr. Karl Josef Klauer
Im Frühjahr 2014

Vorwort

Das Fachbuch »Gedächtnistraining. Theoretische und praktische Grundlagen«, Herausgeberinnen Helga Schloffer, Ellen Prang und Annemarie Frick-Salzmann, wurde 2009 im Springer-Verlag herausgegeben. Diese Publikation richtet sich an Fachpersonen im Bereich »Gedächtnistraining«. Unter anderem enthält sie Informationen zu Gehirn, Gedächtnis und Gedächtnistraining.

Das vorliegende Buch ist eine Ergänzung zum Fachbuch, mit Übungen, die sowohl Fachleute als auch interessierte Erwachsene ansprechen sollen.

Die Übungen bauen auf erworbenem Wissen der Leser auf und regen zum Überlegen und Entscheiden an.

- **Rat**

Falls Sie sich auf einem Gebiet nicht auskennen, versuchen Sie die Übung dennoch zu lösen, arbeiten Sie mit Bleistift und vergleichen Sie Ihr Resultat mit der Lösung. Wiederholen Sie die Übung zu einem späteren Zeitpunkt und überprüfen Sie Ihre Fortschritte.

Annemarie Frick-Salzmann
Gümligen, im Frühjahr 2014

Inhaltsverzeichnis

Einführung

1.1 Gedächtnisleistungen stabilisieren und fördern

>> Das Gedächtnis ist der Schatzmeister und Hüter aller Dinge. «

Das schrieb Cicero schon im ersten Jahrhundert vor Christus.

Über Lernen und Gedächtnis wird unsere Kultur von Generation zu Generation weitergegeben. Ohne Gedächtnis könnten wir weder aus unseren Erfahrungen lernen, noch könnten wir unsere Zukunft planen.

Lernen ist zentral, um sich im Alltag und in seiner Umgebung zurechtzufinden. Lernen ist zentral für die Selbstbestimmung und die soziale Integration über die ganze Lebensspanne. Dank der Plastizität des Gehirns ist Lernen bis ins hohe Alter möglich. Mit bildgebenden Verfahren werden heute die Veränderungen, die Lernen im Gehirn bewirken, ersichtlich.

Bevor es diese Möglichkeit gab, hat Eric Kandel in der zweiten Hälfte des letzten Jahrhunderts in jahrelanger Forschung an der Aplysia (eine Meeresschnecke) Veränderungen beim Lernen aufgezeigt (Kandel 2006).

Das Gedächtnis ist nicht eine einheitliche Fähigkeit des Geistes; es ist ein dynamisches Netzwerk aus unterschiedlichen Systemen. Die Funktion, die diese Systeme gemeinsam haben, ist die Speicherung, die Verwaltung und der Abruf von Informationen.

In Gedächtnistrainingskursen und in diesem Buch werden vor allem das **Deklarative Gedächtnis** und das **Arbeitsgedächtnis** trainiert (Frick 2009 Gedächtnissysteme, Everts Ritter 2013).

▪ **Training des Arbeitsgedächtnisses mit BrainTwister**

Die Arbeitsgedächtniskapazität ist eine basale Gehirnfunktion und korreliert mit der Intelligenz. Mit dem BrainTwister trainieren Sie das Arbeitsgedächtnis gezielt.

Das Arbeitsgedächtnis umfasst alle Strukturen und Prozesse, die der kurzfristigen Speicherung und Verarbeitung von Informationen dienen.

Die Arbeitsgedächtnis-Trainingsaufgaben des BrainTwisters wurden in der Abteilung für Allgemeine Psychologie und Neuropsychologie der Universität Bern entwickelt. Sie basieren auf verschiedenen Forschungsbefunden. Die Trainings können über die ganze Lebensspanne einzeln oder in Gruppen durchgeführt werden. Seit Januar 2008 ist diese Software zur Verbesserung der Gehirnleistung im Fokus der Medien und kann über ▶ http://www.braintwister.unibe.ch bestellt werden.

Ein Arbeitsgedächtnistraining fördert nicht nur die Arbeitsgedächtniskapazität, sondern zeigt auch **Transfereffekte auf andere Gehirnleistungen:**

- Stärkt und vergrößert den Aufmerksamkeitsfokus
- Fördert die fluide Intelligenz
- Verbessert visuelle Gedächtnisleistungen bei alten Menschen
- Verbessert Lese- und Intelligenzleistungen bei Kindern

1.2 Gedächtnisstrategien

Für das Ausführen von Gedächtnisleistungen ist das Meta-Gedächtnis von großer Bedeutung. Mit dem Meta-Gedächtnis wird uns unsere eigene Gedächtnisleistung bewusst.

Um Gedächtnisleistungen zu optimieren und zu stabilisieren, setzen wir Gedächtnisstrategien ein. Gedächtnisstrategien sind Hilfsmittel, die bewusst angewendet werden, um Informationen besser einprägen und abrufen zu können.

❯ **Der beste Weg zu einem guten Gedächtnis ist das Entwickeln eigener Strategien.**

Viele Schüler (Inaebnit 1993) und Erwachsene setzen eigene Strategien ein, oft ist das ihnen nicht einmal bewusst. Die verschiedenen, selber entwickelten Strategien werden zudem je nach Situation unterschiedlich eingesetzt.

Im Übungsteil werden **einige** Strategien beschrieben.

Aber:

Nur die Beschreibung einer Strategie oder Technik bringt keinen Nutzten.

Eine Strategie muss intensiv geübt werden, bis darüber nicht mehr nachgedacht werden muss (siehe Verwertungsdefizit in Everts und Ritter 2013, Seite 169).

Das Gedächtnis lässt sich nicht nur mit entsprechenden Strategien fördern, zusätzlich müssen möglichst viele Hirnfunktionen (siehe Inhaltsverzeichnis) trainiert werden.

Hier eine Auflistung unterschiedlicher Hirnfunktionen:

Wahrnehmung über die Sinne – Aufmerksamkeit – Konzentration – Merkfähigkeit – Sprache – logisches Denken – visuell-räumliches Vorstellungsvermögen.

❯❯ **Auf erworbenem Wissen kann niemand ausruhen; Wissen zerfällt rasch. Am Ball bleiben, neugierig und motiviert immer wieder lernen. Das trägt positiv zur Entwicklung der Persönlichkeit bei.**

1.3 Transfer

Transfer: lat. transferre = übertragen. Lerntransfer heißt, dass eine gelernte Problemlösung auf eine andere Aufgabe übertragen wird.

Die Übungen in diesem Buch fördern verschiedene Hirnfunktionen und Fähigkeiten. Neben den Zielen, die oben an der Seite angeführt sind, können zudem zusätzliche, auch **unbeabsichtigte** Lerneffekte auftreten.

Lehrpersonen bestätigen diese Erfahrungen aus dem Unterricht. Klauer (2011) schreibt dazu:

» Lerntransfer ist ein Effekt des Lernens, der bei andern, als den gelernten Aufgaben auftritt. «

Wichtig ist, möglichst viele Hirnfunktionen zu fördern; das entspricht der Alltagsrealität, denn im Alltag werden Menschen kognitiv auf vielfältige Art und Weise gefordert.

Möglichst viele Hirnfunktionen trainieren heißt unter anderem das Trainieren der Aufmerksamkeit, der Konzentration, der Wahrnehmung, der Merkfähigkeit, der Sprache, des logischen Denkens und des visuell-räumlichen Vorstellungsvermögens. Alltagskompetenzen können damit optimiert werden.

1.4 Logisches Denken

Die formale Logik wurde von Aristoteles als eigenständige Wissenschaft begründet. Die gesamte nachfolgende Entwicklung der Logik von der Antike über das Mittelalter bis in die Neuzeit ist durch die aristotelische Tradition geprägt.

Aristoteles stellt der **Deduktion** (lat. deducere = fortführen, ableiten) die **Induktion** (lat. inducere = hineinführen) gegenüber.

Deduktion ist in der Philosophie und in der Logik eine Schlussfolgerung von gegebenen Prämissen auf die logisch zwingenden Konsequenzen, also ein Schluss vom Allgemeinen auf das Besondere. In der Induktion hingegen werden aus Einzelfällen allgemeine Aussagen gewonnen.

▪ A Induktives Denken

Bei induktiven Denkaufgaben werden allgemeine Regeln aus Einzelfällen hergeleitet und Zusammenhänge und Störungen der Regeln erkannt.

Es geht dabei immer um ein Vergleichen (Merkmale von Objekten; Beziehungen zwischen Objekten), wobei Unterschiede und Gemeinsamkeiten festzustellen sind.

Denkprozesse werden mit induktiven Denkaufgaben entwickelt und gefördert. Das induktive Denken spielt eine entscheidende Rolle beim Lernen. Nach dem Training des induktiven Denkens lässt sich in allen Altersklassen ein hoher Transfer auf Lernen und Problemlösungen nachweisen (Klauer 1993, 2001, Rebock et al. 2014, Wolinsky et al. 2006).

▪ B Deduktives Denken

Beim deduktiven Denken wird vom Allgemeinen auf das Besondere, den Einzelfall geschlossen. Deduktive Schlussfolgerungen sind logisch »gültig«. Bei deduktiven Denkaufgaben müssen Regeln und Gesetzmäßigkeiten **angewendet** werden.

Beispiele von **deduktiven** Schlussfolgerungen:

1. Anna ist kleiner als Konrad.
   Konrad ist kleiner als Ernst.
   – Also ist Ernst der Größte.
2. Alle Schweizer sind Europäer.
   Alle Zürcher sind Schweizer.
   – Also sind alle Zürcher Europäer.

1

▣ Tab. 1.1 Kategorien des induktiven Denkens	
Merkmale, Eigenschaften vergleichen	**Beziehungen, Relationen vergleichen**
1. Generalisierung Merkmale, Eigenschaften sind gleich. Klassen müssen gebildet und ergänzt werden und Gemeinsamkeiten gefunden werden.	**4. Beziehungserfassung** Gleiche Beziehungen, Relationen werden erfasst. Analogien werden entdeckt und Folgen ergänzt.
2. Diskrimination Merkmale, Eigenschaften sind verschieden. Unpassendes muss gestrichen werden.	**5. Beziehungsunterscheidung** Beziehungen, Relationen sind verschieden. Fehler in einer Folge müssen entdeckt werden.
3. Kreuzklassifikation Merkmale, Eigenschaften können sowohl gleich, als auch verschieden sein. Dabei müssen mindestens zwei Merkmale gleichzeitig beachtet werden. Diese Aufgaben werden oft in Tabellenform dargestellt.	**6. Systembildung** Beziehungen, Relationen können sowohl gleich, als auch verschieden sein. Aufgaben werden in einem Schema (einer Tabelle) dargestellt.

❯ — Training des deduktiven Denkens: Regeln anwenden.
— Training des induktiven Denkens: Regeln erkennen.

1.5   Training des induktiven Denkens

❯ Im Übungsteil dieses Buches liegt der Schwerpunkt auf induktiven Denkaufgaben.

Aufgaben zum induktiven Denken sind nach Klauer (Klauer 1993, 2001, 2012) in sechs Klassen unterteilt (▣ Tab. 1.1). Die verschiedenen Bereiche des induktiven Denkens sind mit bildgebenden Verfahren sogar teilweise auseinanderzuhalten – je nach Aufgaben-Klasse sind andere Hirnregionen involviert (Jia et al. 2011)

❯ Wichtig ist, zwischen induktivem Denken und induktivem Schließen zu unterscheiden (Klauer 2001).

Ein induktiver Schluss lässt im Gegensatz zum deduktiven Schluss nur Wahrscheinlichkeiten zu, da hier von Einzelbeobachtungen ausgegangen wird.
Klassisches Beispiel induktiver Schlussfolgerung:

Alle bisher beobachteten Schwäne sind weiß. Also sind alle Schwäne weiß.

Diese induktive Schlussfolgerung ist im Gegensatz zu deduktiven Schlussfolgerungen logisch nicht »gültig«.

Induktive Denkaufgaben

In der Tabelle 2.1 sind die 6 Klassen von induktiven Denkaufgaben noch einmal aufgeführt.

Überlegen Sie sich bei jeder Übung, in welche der 6 Kategorien sie gehört. Bei den Lösungen (▶ Kap. 10) finden Sie dann die korrekte Bezeichnung (◘ Tab. 2.1).

- Transfer in den Alltag (◘ Tab. 2.2).

- Induktive Denkaufgaben
Einige weitere Beispiele induktiver Denkaufgaben, die uns im Alltag begegnen

1. GE – Generalisierung – Ordnen: Gleiches zu Gleichem
- »Miss Marples Fälle« von Agatha Christie zu den Kriminalromanen einordnen.
- »Albert Camus« von Martin Meyer zu den Biografien einordnen.
- Rasierwasser, Zahnbürste, Kamm und Gesichtscrème gehören ins Badzimmer.

2. DI – Diskrimination – Was gehört nicht dazu?
- Das Passiersieb gehört nicht in den Geschirrschrank.
- Kaffeedose gehört nicht zu den Gewürzen.
- Die Stoffschere gehört nicht in den Werkzeugkasten.
- »Die Leiden des jungen Werthers« von Goethe sind bei den Gartenbüchern nicht am richtigen Platz.

3. KK – Kreuzklassifikation – gleiche und unterschiedliche Merkmale
- Im Gartenbeet pflanzen Sie Rosen in verschiedenen Farbgruppen.
- Leere Schachteln ordnen Sie nach Größe und nach Formen: Runde von groß bis klein, eckige von groß bis klein.

4. BE – Beziehungserfassung – Beziehungen vergleichen
- Durcheinandergeratene Kinderfotos chronologisch ordnen.
- Zerbrochene Teller zusammensetzen, so dass das Muster stimmt.
- Zitate aus Kellers »Die Leute von Seldwyla« in einer Tageszeitung mit dem Originaltext vergleichen.

5. BU – Beziehungsunterscheidung – Fehlersuche
- In einem billigen Comicheft sind zwei Bilder vertauscht.
- Das Hochzeitsfoto ist im Album bei den Bildern von der Taufe des ersten Kindes am falschen Platz.

6. SB – Systembildung – gleiche und unterschiedliche Beziehungen
- Beispiel Sudoku

In Zeilen und Spalten sind jeweils mehrere Felder frei. Die Lösung wird induktiv erschlossen, indem gleichzeitig Gemeinsamkeiten und Unterschiede beachtet werden. Damit kann die Regel erkannt werden.

Wer nicht gerne mit Zahlen arbeitet, wird von Sudokus mit Bildern eher angesprochen. Bildersudokus sind jedoch schwieriger zu lösen, als Zahlensudokus. Bei Sudokus 9×9 werden die Bilder so klein, dass es zusätzlich eine sehr knifflige Geduldsarbeit wird. Die Bildersudokus 5×5 und 6×6 in diesem Kapitel sind auch schon recht anspruchsvoll.

- Übungen – Induktive Denkaufgaben
- Übung 1: Was passt? (◘ Abb. 2.1)
- Übung 2: Synonym gesucht (◘ Abb. 2.2)
- Übung 3: Buchstabendurcheinander (◘ Abb. 2.3)
- Übung 4: Kennen Sie mich? (◘ Abb. 2.4)
- Übung 5: Reise durch Europa (◘ Abb. 2.5)
- Übung 6: Kennen Sie die Bäume? (◘ Abb. 2.6)
- Übung 7: Wörter des 20. Jahrhunderts (◘ Abb. 2.7)
- Übung 8: Figuren einmal so, einmal anders (◘ Abb. 2.8)
- Übung 9: Für meine Gäste (◘ Abb. 2.9)
- Übung 10: Bildersudoku »Gemüse« (◘ Abb. 2.10)
- Übung 11: Warenkisten beladen (◘ Abb. 2.11)
- Übung 12: Ein Unterschied (◘ Abb. 2.12)
- Übung 13: Christian Morgenstern (◘ Abb. 2.13)
- Übung 14: Fremdkörper gesucht (◘ Abb. 2.14)
- Übung 15: Ordnung ist das halbe Leben (◘ Abb. 2.15)
- Übung 16: Zuordnen (◘ Abb. 2.16)
- Übung 17: Bildersudoku »Bäume« (◘ Abb. 2.17)

◘ Tab. 2.1 Kategorien von induktiven Denkaufgaben

Merkmale, Eigenschaften vergleichen	Beziehungen, Relationen vergleichen
1. (GE) Generalisierung → Ordnen Was ist gleich? Was gehört zusammen?	**4. (BE) Beziehungserfassung → Beziehungen vergleichen** In welcher Beziehung stehen Merkmale zueinander?
2. (DI) Diskrimination → Außenseiter Was gehört nicht dazu? Was ist anders und muss ausgeschieden werden?	**5. (BU) Beziehungsunterscheidung → Fehlersuche** Eine Folge kann gestört sein, in einem Ablauf sind Fehler.
3. (KK) Kreuzklassifikation → Welche Eigenschaften, Merkmale sind gleich, welche sind anders? Gegenstände können gleiche und unterschiedliche Merkmale haben.	**6. (SB) Systembildung → Welche Beziehungen sind gleich, welche sind anders?** Beim Vergleichen können wir gleiche und unterschiedliche Beziehungen finden.

◘ Tab. 2.2 Transfer in den Alltag

Merkmale, Eigenschaften vergleichen	Beziehungen, Relationen vergleichen
1. (GE) Generalisierung → Ordnen Was ist gleich? Was gehört zusammen? Alltag Ordnen: Gleiches zu Gleichem in der Besteckschublade, im Werkzeugkasten, Kleiderschrank, Büro. Beim Tischdecken: Sind Teller, Messer, Gabel, Glas bei jedem Platz?	**4. (BE) Beziehungserfassung → Beziehungen vergleichen** In welcher Beziehung stehen Merkmale zueinander? Alltag Kleider nach Längen ordnen. Vorgehen planen: von dringend zu weniger dringend.
2. (DI) Diskrimination → Außenseiter Was gehört nicht dazu? Was ist anders und muss ausgeschieden werden? Alltag Aussortieren: Gabel mit krummem Zinken, zu kleines Ei für Kuchen, blauen Pulli bei den roten wegnehmen, im Büchergestell ist ein Sachbuch bei den Romanen.	**5. (BU) Beziehungsunterscheidung → Fehlersuche** Eine Folge kann gestört sein, in einem Ablauf sind Fehler. Alltag Gestörte Folge, Fehler, z. B. zu kurze Hosen bei geordneten Längen.
3. (KK) Kreuzklassifikation → Welche Eigenschaften, Merkmale sind gleich, welche sind anders? Gegenstände können gleiche und unterschiedliche Merkmale haben. Alltag Kinderkleider: Gleiche Größe, verschiedene Stücke (Hosen, Hemden, Socken). Werkzeugkasten: Schrauben gleicher Größe mit unterschiedlichen Köpfen. Büro: Bundesordner gleiche Breite, verschiedene Farben oder Inhalte.	**6. (SB) Systembildung → Welche Beziehungen sind gleich, welche sind anders?** Beim Vergleichen können wir gleiche und unterschiedliche Beziehungen finden. Alltag Familie: älter, jünger, aber gleiche Familien. Schule: wohnen weiter weg, näher, gleicher Jahrgang oder gleiche Klassen. Ferien: teurer, länger etc., gleiche Jahreszeit. Flüsse fließen alle in den Rhein, alle in die Rhone, sind kürzer etc.

Induktive Denkaufgabe – Sprachgefühl

| Übung 1 | Was passt? | Seite 1 |

Was passt?

Streichen Sie unpassende Adjektive durch, die nicht in die Reihe passen.

empfindsam – feinsinnig – sensibel – nervös – gefühlvoll

brutal – grausam – grausig – grob – rücksichtslos

praktisch – handlich – griffig – harmonisch – dienlich

gütig – wohlmeinend – liebenswürdig – liebreizend – großzügig

rechtlos – unerlaubt – rechtens – unbefugt – unrechtmäßig

uneben – holprig – ebenerdig – zerklüftet – rissig

verbohrt – verdorben – stur – starrköpfig – unzugänglich

nachlässig – nachtragend – oberflächlich flüchtig – vergänglich

beißend – brennend – würzig – ätzend – kratzig

ohnmächtig – kraftlos – schwach – mächtig – entnervt

verrückt – irre – kindlich – närrisch – absurd

müde – abgekühlt – abgespannt – nervös – erkältet

flink – fixiert – beschwingt – rasch – arbeitsam

▣ **Abb. 2.1** Übung 1: Was passt?

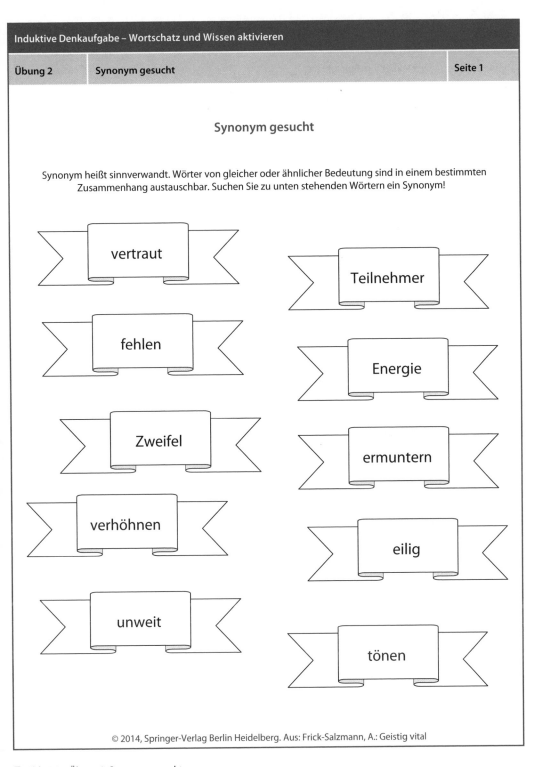

Induktive Denkaufgabe – Wortschatz und Wissen aktivieren

| Übung 2 | Synonym gesucht | Seite 1 |

Synonym gesucht

Synonym heißt sinnverwandt. Wörter von gleicher oder ähnlicher Bedeutung sind in einem bestimmten Zusammenhang austauschbar. Suchen Sie zu unten stehenden Wörtern ein Synonym!

vertraut

Teilnehmer

fehlen

Energie

Zweifel

ermuntern

verhöhnen

eilig

unweit

tönen

Abb. 2.2 Übung 2: Synonym gesucht

Induktive Denkaufgabe – Wortschatz und Wissen aktivieren

Übung 3	Buchstabendurcheinander	Seite 1

Buchstabendurcheinander

Alle Buchstaben eines Wortes sind vorhanden, keiner fehlt, keiner ist zu viel. Entschlüsseln Sie die folgenden Begriffe zum »Gehirntraining«, indem Sie die Buchstaben in die richtige Reihenfolge bringen.

1.	FRAUB	
2.	HIRENG	
3.	KREMEN	
4.	GALTAL	
5.	ERRFSANT	
6.	SCHEPERIN	
7.	GRESSENVE	
8.	ÄGTISCHEND	
9.	LÜGENBERE	
10.	MAUSKARTEMEKIF	
11.	KRANZTONIETON	
12.	DINGWUNTROF	
13.	GUHMAHRWENN	
14.	OTISANASIOZ	
15.	SENICHTENDE	

Tipp: Ordnen Sie die Buchstaben auf einem Blatt im Kreise an,
damit finden Sie die Lösung schneller.

■ **Abb. 2.3**   Übung 3: Buchstabendurcheinander

Induktive Denkaufgabe – Wissen aktivieren

| Übung 4 | Kennen Sie mich? | Seite 1 |

Kennen Sie mich?

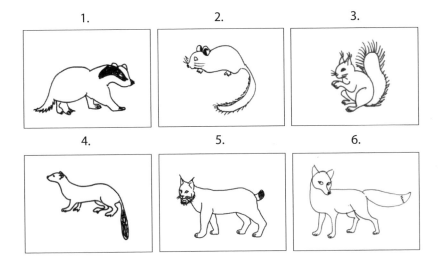

Für drei dieser sechs Tiere finden Sie unten eine Beschreibung.
Ordnen Sie die Beschreibungen den Abbildungen richtig zu!
Zusatzaufgabe: Kennen Sie die Tiere ohne Beschreibung auch?

A. Großes Wiesel, gehört zur Familie der Marder: Körper langgestreckt, schlangenartig, geschmeidig, langer Schwanz mit schwarzer Spitze, Kopf kurz, eher breit, Ohren groß, abgerundet, Beine kurz und kräftig.
B. Siebenschläfer, gehört zur Familie der Schläfer (Nagetiere): Körper walzenförmig, Schwanz lang, zweizeilig buschig behaart, Kopf klein abgerundet, Ohren fast unbehaart, immer ohne Haarpinsel, auffallend lange Schnurrhaare.
C. Fuchs, gehört zur Familie der Hunde (Raubtiere): Körper schlank, langestreckt, Schwanz buschig, Ohren spitz, aufrecht stehend, Augen etwas schief gestellt.

A gehört zu Bild Nr.____
B gehört zu Bild Nr.____
C gehört zu Bild Nr.____
Die drei anderen Tiere heißen_____

◘ Abb. 2.4 Übung 4: Kennen Sie mich?

Induktive Denkaufgabe – Wissen aktivieren

Übung 5	**Reise durch Europa**	**Seite 1**

Reise durch Europa

Über den Spalten und vor den Zeilen fehlen die Bezeichnungen.
Was gehört über die Spalten, was vor die Zeilen?

	?	?	?
?	Orne	Mont Ventoux	Uzèse
?	Rubikon	Monte Prado	Bari
?	Avon	Black Mountains	Blackpool
?	Styx	Athos	Naxos

Abb. 2.5 Übung 5: Reise durch Europa

Induktive Denkaufgabe – Wissen aktivieren

Übung 6	Kennen Sie die Bäume?	Seite 1

Kennen Sie die Bäume?

Bei jeder Wortgruppe passen drei von vier Begriffen zusammen.
Suchen Sie zu jeder Wortgruppe den Oberbegriff und streichen Sie das Wort, das nicht dazugehört!

Kiefer, Eibe, Tanne, Lärche	
Kiefer, Fichte, Pinie, Mammutbaum	
Kirschbaum, Kornelkirsche, Zwetschgenbaum, Mirabellenbaum	
Ulme, Faulbaum, Espe, Birke	
Affenbrotbaum, Pappel, Eiche, Buche	
Quittenbaum, Birnbaum, Apfelbaum, Pflaumenbaum	
Birke, Erle, Hainbuche, Buche	

Abb. 2.6 Übung 6: Kennen Sie die Bäume?

Induktive Denkaufgabe – Wortfindung, Wissen und Wortschatz aktivieren

| Übung 7 | Wörter des 20. Jahrhunderts | Seite 1 |

Wörter des 20. Jahrhunderts

Sie sind durchgeschüttelt! Ordnen Sie die Buchstaben. Welche Wörter sind es?

1. S C S R S S E I V S R U E L H

2. U N T O B H A A

3. P O D I N G

4. S I U P K N T

5. U R O M C P T E

6. K M A G M U I U

7. A I E N T I A P N Z M O

8. E G U I E B S E K R C H L R

Abb. 2.7   Übung 7: Wörter des 20. Jahrhunderts

Figuren einmal so, einmal anders

Zeichnen Sie die geometrischen Figuren mit den verschiedenen Oberflächen
in die entsprechenden Felder ein!

	4 Ecken	3 Ecken	rund	oval
kariert				
gestreift				
getupft				
uni	□	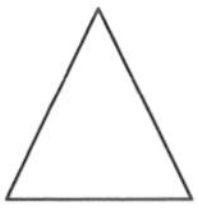 △	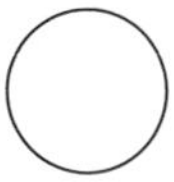 ○	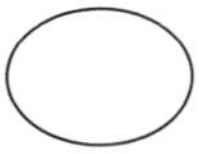 ⬭

◘ **Abb. 2.8** Übung 8: Figuren einmal so, einmal anders

2

Induktive Denkaufgabe – Wissen aktivieren

Übung 9	Für meine Gäste	Seite 1

Für meine Gäste

In diesem Rezept ist die Handlungsabfolge nicht richtig. Wo ist der Fehler?

Estouffade de Boeuf à la provençale

1. 750 g Rindfleisch vom Hohrücken

    200 g Champignons geschnitten

    20 grüne Oliven

    4 grob gehackte Zwiebeln

    1 Knoblauchzehe

    1 EL Tomatenpurée

    1 Tasse Weißwein

    ½ Tasse Bouillon

    Salz, Pfeffer

    Provençekräutermischung

    oder Thymian, Bohnenkraut, wenig Salbei

2. Fleisch mit Bouillon und Weisswein ablöschen

3. Fleisch in Würfeln im Olivenöl und Butter gut anbraten, mit Mehl bestäuben, salzen, pfeffern.

4. Pilze und Oliven am Schluss beigeben, noch 10 Minuten köcheln.

5. Tomatenpurée und Kräuter dazugeben

6. Mindestens 2 ½ Stunden köcheln.

7. Eventuell mit »Maizena rapid« Sauce noch etwas verdicken.

8. Anrichten.

Richtig ist: _____

_____

☐ **Abb. 2.9**   Übung 9: Für meine Gäste

Induktive Denkaufgabe – Konzentration

Übung 10	Bildersudoku »Gemüse«	Seite 1

Bildersudoku »Gemüse«

Aufgabe: In jeder Reihe (nebeneinander) und in jeder Spalte (untereinander)
darf ein Gemüse nur einmal vorkommen.

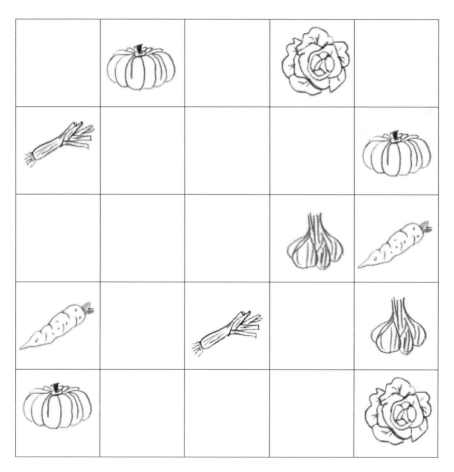

▢ **Abb. 2.10**   Übung 10: Bildersudoku »Gemüse«

Übung 10	Bildersudoku »Gemüse«	Seite 2

Feinmotorik fördern

Bildersudoku »Gemüse«
Material zum Kopieren und Ausschneiden

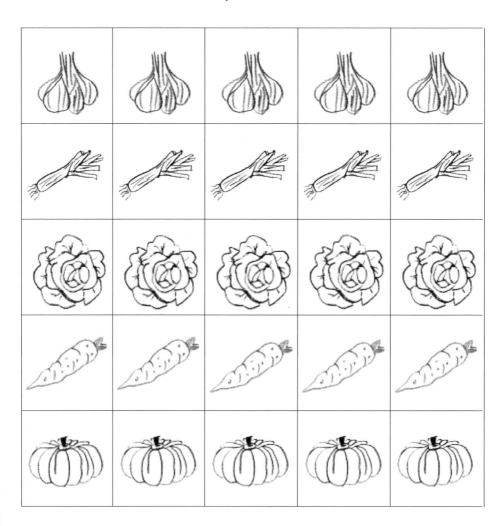

◻ **Abb. 2.10**   Fortsetzung

Induktive Denkaufgabe – Konzentration

| Übung 11 | Warenkisten beladen | Seite 1 |

Warenkisten beladen

Eine Kiste ist vollgepackt. Welche ist es? Bei den andern fünf fehlen Gegenstände.
Vergleichen Sie die Kisten miteinander und ergänzen Sie die fehlenden Gegenstände!

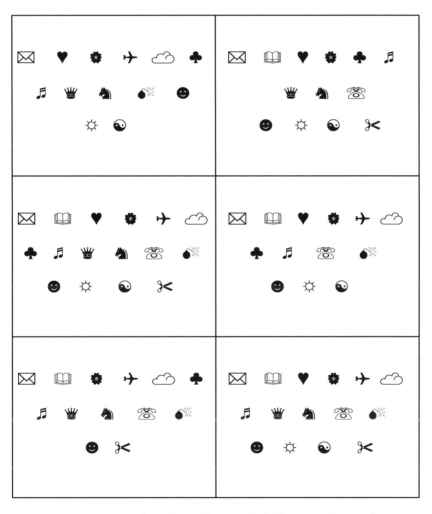

Abb. 2.11   Übung 11: Warenkisten beladen

2

Übung 12	Ein Unterschied	Seite 1

Ein Unterschied

Ordnen Sie die Bilder 1 bis 10 in die richtige Reihenfolge. Beachten Sie bitte, dass von Bild zu Bild nur ein Merkmal verändert werden darf. Beginnen Sie mit **Figur 6.**

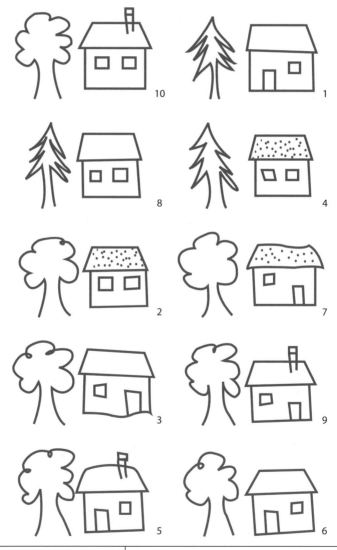

Die richtige Reihenfolge lautet	6,

◻ **Abb. 2.12**   Übung 12: Ein Unterschied

Induktive Denkaufgabe – Sprachgefühl, Wissen abrufen

Übung 13	Christian Morgenstern	Seite 1

Christian Morgenstern

Kennen Sie Christian Morgenstern?

Und können Sie die zwei Gedichte entwirren?

saß auf einem Kiesel

Paul Schrimm erwidert prompt »Pitschü!«

verriet es mir

Das raffinierte Tier

Ein Schnupfen hockt auf der Terrasse

Das Mondkalb

inmitten Bachgeriesel.

Ein Wiesel

auf einen Menschen namens Schrimm.

Wisst Ihr, weshalb?

auf dass er sich ein Opfer fasse

im Stillen:

- und stürzt alsbald mit großem Grimm

Tat's um des Reimes willen.

und hat ihn drauf bis Montag früh.

Abb. 2.13 Übung 13: Christian Morgenstern

Induktive Denkaufgabe – Wortfindung, Wortschatz aktivieren

Übung 14	Fremdkörper gesucht	Seite 1

Fremdkörper gesucht

Bei jeder Wortgruppe passen drei von vier Begriffen zusammen. Bringen Sie die durcheinandergeratenen Buchstaben der jeweils vier Begriffe in die richtige Reihenfolge. Suchen Sie zu jeder Wortgruppe den Oberbegriff und finden Sie heraus, welches der »Fremdkörper ist«, der nicht dazu passt.

1.

AUTERKASUR	ZAPIZ	SEEBINI	PESLÄTZ
Fremdkörper:			

2.

RATZOM	HOBETVENE	HABC	GERNWA
Fremdkörper:			

3.

OMEEANN	PLEUT	OKKURS	RASSZINE
Fremdkörper:			

4.

IGED	MUSCA	LIZOBRE	MERIOLE
Fremdkörper:			

5.

EFIGRAF	ERINTER	NÄHEY	LEGALZE
Fremdkörper:			

Abb. 2.14 Übung 14: Fremdkörper gesucht

Induktive Denkaufgabe – Wissen aktivieren

Übung 15	Ordnung ist das halbe Leben!	Seite 1

Ordnung ist das halbe Leben!

Über den Spalten und vor den Zeilen fehlen die Bezeichnungen.
Was gehört über die Spalten, was vor die Zeilen?

	?	?	?
?		Baumschere	Bindfaden
?	Kelle		Geschirrtuch
?		Spitzer	
?		Nägel	

Nun ordnen Sie die folgenden Begriffe den Bezeichnungen zu und tragen sie in das entsprechende Feld ein:

Sieb – Bleistift – Setzholz – Hobel – Tintenlappen – Putzfäden

Abb. 2.15 Übung 15: Ordnung ist das halbe Leben

2

Übung 16	Zuordnen	Seite 1

Zuordnen

Ordnen Sie die unten stehenden Begriffe in die vier Spalten der Tabelle ein.

Satin	Organza
Büchergestell	Kefir
Tweed	Ziegelsteine
Emmentaler	Bett
Aluminium	Servierboy
Sahne	Butter
Kleiderschrank	Glas
Beton	Zwilch
Strick	Sofa
Joghurt	Holz

In der obersten Zeile (grau getönt) setzen Sie die Oberbegriffe ein.

▢ **Abb. 2.16**   Übung 16: Zuordnen

Induktive Denkaufgabe – Konzentration

Übung 17	Bildersudoku »Bäume«	Seite 1

Bildersudoku »Bäume«

Aufgabe: In jeder Reihe (nebeneinander) und in jeder Spalte (untereinander) darf ein Baum nur einmal vorkommen.

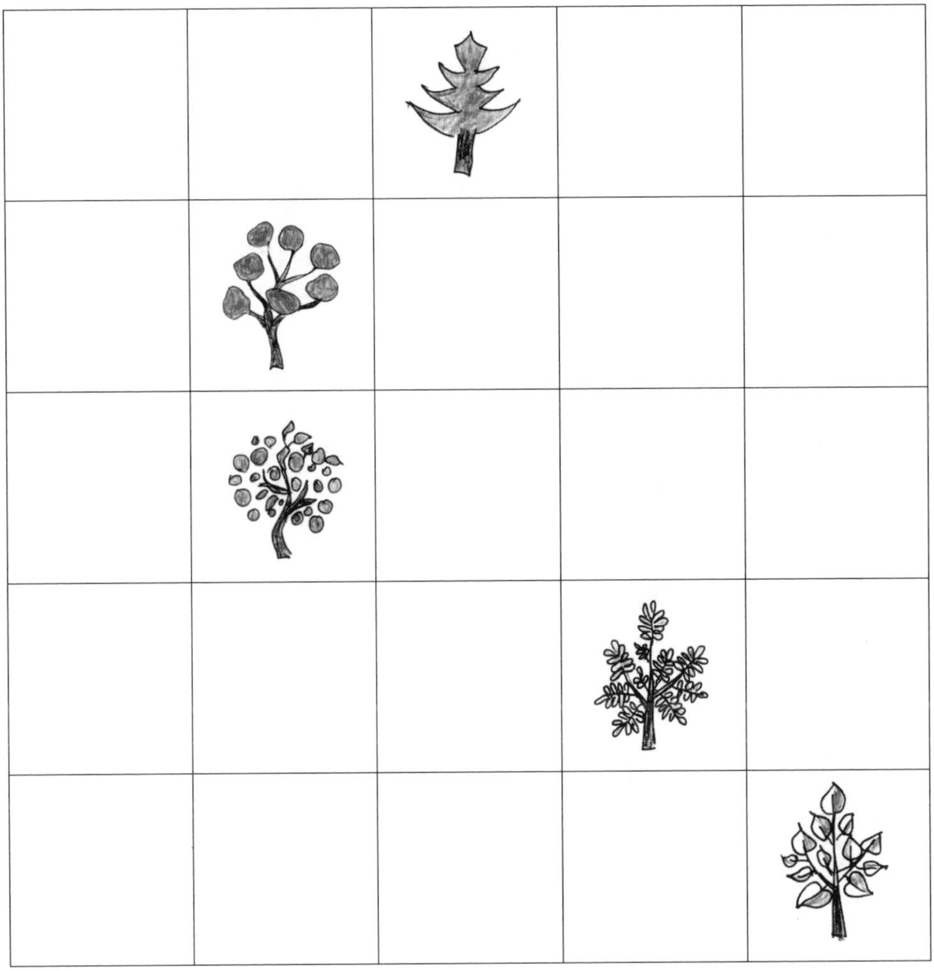

Abb. 2.17 Übung 17: Bildersudoku »Bäume«

Feinmotorik fördern

Bildersudoku »Bäume«

Material zum Kopieren und Ausschneiden

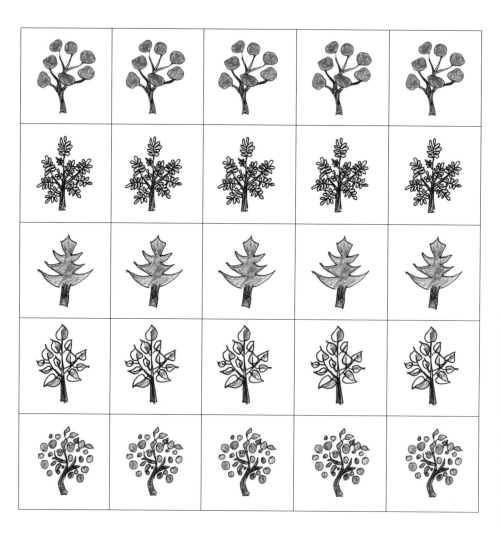

◻ **Abb. 2.17** Fortsetzung

Übung 18	Wer ist wo?	Seite 1

Wer ist wo?

Über den Spalten und vor den Zeilen fehlen die Bezeichnungen.
Welche gehören über die Spalten, welche vor die Zeilen?

	?	?
?	Krabben-taucher	Eisbär
?	Adler	Steinbock
?	Strauß	Giraffe
?	Ara	Leopard

◘ Abb. 2.18 Übung 18: Wer ist wo?

2

Induktive Denkaufgabe – Wortfindung, Wortschatz aktivieren	
Übung 19 Silbendurcheinander	**Seite 1**

Silbendurcheinander

Silbendurcheinander 1

Entschlüsseln Sie das Zitat; bringen Sie die Silben in die richtige Reihenfolge.

gro – ken. – Gei – ße – Klei – wir – deln, – ne – ster – han

Silbendurcheinander 2

Entschlüsseln Sie das Zitat; bringen Sie die Silben in die richtige Reihenfolge.

Glau – glau – fahrt. – Der – der – Vor – ist – be –Aber – be
– te – an – die – größ

Silbendurcheinander 3

Entschlüsseln Sie das Zitat; bringen Sie die Silben in die richtige Reihenfolge.

Mensch – spre – ter – dann, – ten. – Im – Le – der – er –
erst – hen – Mund – den – chen. – zen – Spä – hal – sit –
lernt – lernt – ben – ge – zu – zu – zu – und – und – still

◘ **Abb. 2.19**   Übung 19: Silbendurcheinander

Übung 20	Gemeinsamkeiten	Seite 1

Gemeinsamkeiten

Ordnen Sie die unten stehenden Begriffe in die Spalten der Tabelle ein.
Welche Gemeinsamkeiten haben sie?
Tragen Sie die Gemeinsamkeiten in die getönte oberste Zeile ein.

Karton	Anfang	faul
grau	Zange	Schlaf
Seife	Wetter	müde
Kalb	Boss	Gewehr
Kamin	Eisen	Traum

Abb. 2.20 Übung 20: Gemeinsamkeiten

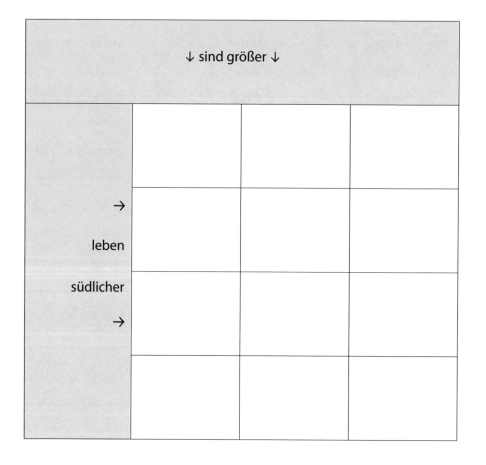

Induktive Denkaufgabe – Wissen aktivieren

| Übung 21 | Tierwelt | Seite 1 |

Tierwelt

Setzen Sie folgende Tiere in die richtigen Felder ein:

Eichhörnchen – Eisbär – Elefant – Katze – Löwe – Pferd – Polarfuchs – Rentier – Schaf – Schimpanse – Seehund – Springmaus

↓ sind größer ↓

→

leben

südlicher

→

◘ **Abb. 2.21**   Übung 21: Tierwelt

Übung 22	Zwei Unterschiede	Seite 1

Zwei Unterschiede

Ordnen Sie die Bilder 1 bis 10 in die richtige Reihenfolge. Beachten Sie bitte, dass von Bild zu Bild jetzt zwei Merkmale verändert werden sollen. Beginnen Sie mit **Figur 3.**

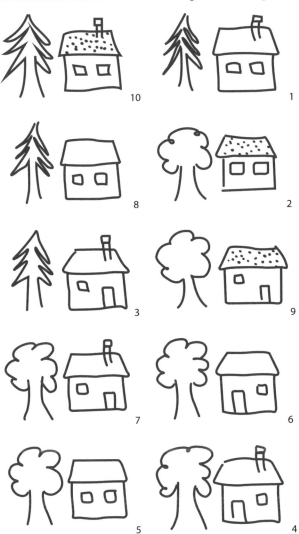

Die richtige Reihenfolge lautet: 3,

Abb. 2.22 Übung 22: Zwei Unterschiede

Induktive Denkaufgabe – Bildlich/räumliches Vorstellungsvermögen

Übung 23	Silvia isst einen Apfel	Seite 1

Silvia isst einen Apfel

Ordnen Sie die Bilder in der richtigen Reihenfolge vom ganzen bis zum gegessenen Apfel!

A	B	C	D

E	F	G	H

1.   =   ___

2.   =   ___

3.   =   ___

4.   =   ___

5.   =   ___

6.   =   ___

7.   =   ___

8.   =   ___

☐ Abb. 2.23   Übung 23: Silvia isst einen Apfel

Induktive Denkaufgabe – Wortfindung, Wortschatz aktivieren

Übung 24	Wortdurcheinander	Seite 1

Wortdurcheinander

Wortdurcheinander 1

Wieder ein Zitat, das Sie entschlüsseln können. Jetzt sind die Wörter durcheinandergeraten.

Aber – Geist, – geistreich – Man – man – man – man – begabt – wissen, – nicht – zu – zu – zu – verbergen, – Begabung – braucht – braucht – dass – dass – um – um – ist. – sein, – keine – hat.

Wortdurcheinander 2

Entschlüsseln Sie das zweite Zitat, dessen Wörter durcheinandergeraten sind.

Türe – Die – Lebensgesetz: – dass – schließt, – Es – Tragik – Wenn – jedoch, – blickt – und – Türe – entspricht – öffnet – geöffnete – geschlossene – einem – eine – nicht – man – beachtet. – uns – sich – sich – die – die – auf – andere. – eine – ist – vor

Abb. 2.24 Übung 24: Wortdurcheinander

Induktive Denkaufgabe – Konzentration

| Übung 25 | Bildersudoku »Chinesisch« | Seite 1 |

Bildersudoku »Chinesisch«

Aufgabe: In jeder Reihe (nebeneinander) und in jeder Spalte (untereinander) darf
ein chinesisches Schriftzeichen nur einmal vorkommen.

狗	爱				
			福		寿
	力				馬
馬			狗		
			力		
	福				

◻ **Abb. 2.25**   Übung 25: Bildersudoku »Chinesisch«

Induktive Denkaufgabe – Konzentration

Übung 25	Bildersudoku »Chinesisch«	Seite 2

Feinmotorik fördern

Bildersudoku »Chinesisch«

Material zum Kopieren und Ausschneiden

爱	爱	爱	爱	爱	爱
狗	狗	狗	狗	狗	狗
福	福	福	福	福	福
馬	馬	馬	馬	馬	馬
寿	寿	寿	寿	寿	寿
力	力	力	力	力	力

Abb. 2.25 Fortsetzung

Induktive Denkaufgabe – Wissen aktivieren

Übung 26	Bunte Blumen überall	Seite 1

Bunte Blumen überall

Hier ist eine Auswahl verschiedener Blumen.
Welche möchten Sie in die untenstehenden Felder einordnen?

Alpenrose – Osterglocke – Arnika – Edelweiß – Enzian – Iris – Hyazinthe – Lilie – Löwenzahn – Margerite – Mohn – Narzisse – Rittersporn – Rose – Maiglöckchen – Sonnenblumen – Tulpe – Wegwarte – Salbei – Schneeglöckchen – Schafgarbe – Iris

	Alpen-blumen	Wiesen-blumen	Garten-blumen	Zwiebel-gewächse
rot				
blau				
weiß				
gelb				

Abb. 2.26 Übung 26: Bunte Blumen überall

- Übung 27: Da stimmt etwas nicht!
  (◻ Abb. 2.27)
- Übung 28: Satzdurcheinander (◻ Abb. 2.28)
- Übung 29: Suchen Sie das Gegenteil
  (◻ Abb. 2.29)
- Übung 30: Bildersudoku »Fische« (◻ Abb. 2.30)
- Übung 31: Vervollständigen Sie! (◻ Abb. 2.31)
- Übung 32: Geschichtendurcheinander 1
  (◻ Abb. 2.32)
- Übung 33: Geschichtendurcheinander 2
  (◻ Abb. 2.33)
- Übung 34: Tierisches geschüttelt (◻ Abb. 2.34)
- Übung 35: Muster vervollständigen
  (◻ Abb. 2.35)
- Übung 36: Bildersudoku »Falter« (◻ Abb. 2.36)
- Übung 37: Bildersudoku »Fische« 2
  (◻ Abb. 2.37)
- Übung 38: Bildersudoku »Bäume« 2
  (◻ Abb. 2.38)

Übung 27	Da stimmt etwas nicht!	Seite 1

Da stimmt etwas nicht!

Wie sind diese Zahlenreihen aufgebaut? Welche Zahlen gehören nicht in die Reihe?

1.

3 6 9 12 15 18 21 22 24 27 30 33 34 36 39 42

2.

1 2 4 7 11 16 22 30 37 46 56 67 79 92 108 121

3.

2 4 8 16 32 65 128 256 516 1032 2048 4096

4.

1 3 7 15 31 63 127 250 511 1023 2047 4095

5.

1 4 7 10 13 16 19 22 25 28 29 34 37 40 43

6.

100 93 86 79 72 65 58 51 44 37 30 21 16 9 2

7.

1 6 2 7 3 8 4 9 5 10 6 11 7 12 8 12 9 14 10

8.

5 1 9 5 13 9 17 13 21 17 25 21 29 25 34 29 37

◨ **Abb. 2.27** Übung 27: Da stimmt etwas nicht!

Übung 28	Satzdurcheinander	Seite 1

Satzdurcheinander

Satzdurcheinander 1

Bringen Sie die Sätze in die richtige Reihenfolge:

»Ich bin gar nicht herübergekommen«, lautet die Antwort. Unmöglich! »Ich bin hier geboren.« Endlich ruft er einem Mann auf der anderen Straßenseite zu: Jack Greenhorn, frisch angekommen, hat den verrückten Einfall, den Boulevard überqueren zu wollen. »Sagen Sie! Wie sind sie eigentlich dort hinübergekommen?« Er wartet am Rand der Straße zehn Minuten, eine halbe Stunde, eine Stunde. Der Sunset Boulevard in Los Angeles ist eine der belebtesten Straßen der Welt.

Satzdurcheinander 2

Bringen Sie die Sätze in die richtige Reihenfolge:

»Sagen Sie mal, ist das Klima hier oben auch wirklich gesund?« Und seit wann kuren Sie hier?« »Oh«, sagte der Kurgast erfreut. »Als ich hier ankam, konnte ich nicht gehen, ich musste getragen werden. Zwei alte Männer sitzen im Kurort Gstaad auf einer Bank. »Das will ich meinen«, erklärt der andere. »Ja, wissen Sie, ich bin hier geboren!« Fragt der eine den anderen: »Wie ich sehe, hat sich dies alles gebessert. Ich hatte kein einziges Haar auf dem Kopf, und meine Haut war ganz runzlig.«

◘ **Abb. 2.28** Übung 28: Satzdurcheinander

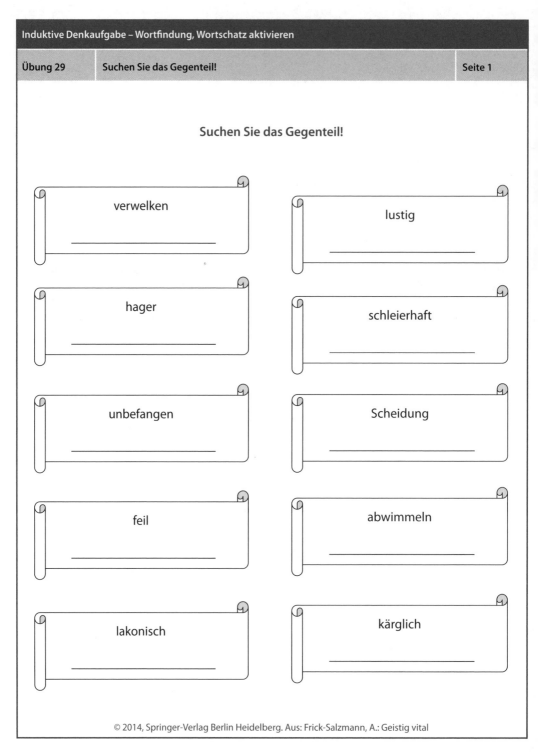

Abb. 2.29   Übung 29: Suchen Sie das Gegenteil

Induktive Denkaufgabe – Konzentration

Übung 30	Bildersudoku »Fische« 1	Seite 1

Bildersudoku »Fische« 1

Aufgabe: In jeder Reihe (nebeneinander) und in jeder Spalte (untereinander) darf ein Bild nur einmal vorkommen.

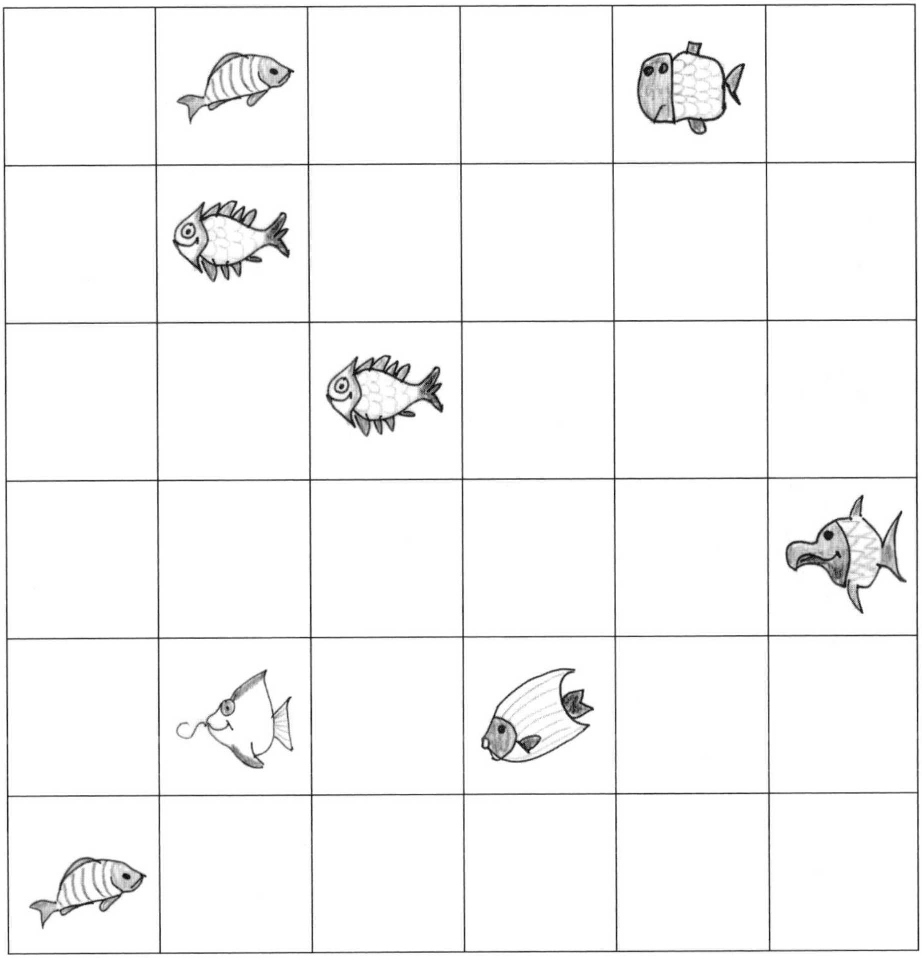

Abb. 2.30 Übung 30: Bildersudoku »Fische«

Induktive Denkaufgabe – Konzentration

Übung 30	Bildersudoku »Fische« 1	Seite 2

Feinmotorik fördern

Bildersudoku »Fische« 1

Material zum Kopieren und Ausschneiden

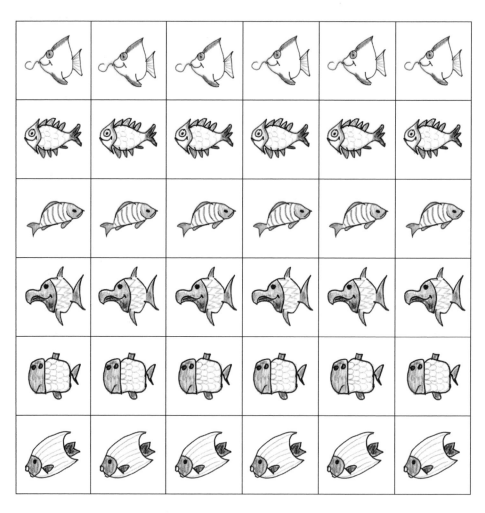

◻ **Abb. 2.30** Fortsetzung

Übung 31	Vervollständigen Sie!	Seite 1

Vervollständigen Sie!

Setzen Sie zwölf der unten stehenden Tiere in das Schema ein.

Schaf	Hase
Schwertwal	Löwe
Wurm	Elefant
Wolf	Amsel
Pferd	Strauß
Fuchs	Seelöwe
Hecht	Antilope
Schwein	Frosch

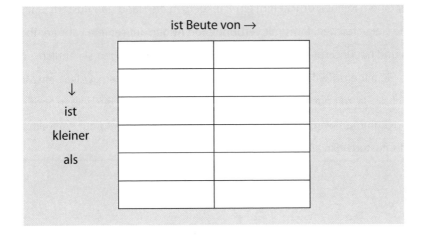

ist Beute von →

↓

ist

kleiner

als

Abb. 2.31 Übung 31: Vervollständigen Sie!

Induktive Denkaufgabe – Wortschatz aktivieren, Sprachgefühl

Übung 32	Geschichtendurcheinander 1	Seite 1

Geschichtendurcheinander 1

Gleich drei Geschichten sind hier ineinander verwoben.
Entwirren Sie die verschiedenen Aktionen.

Ein eleganter Herr tritt in ein Restaurant, merkt aber bald, dass er in eine miserable Kneippe geraten ist. Der Seiltänzer produziert sich. Drei Herren stürzen auf den Bahnsteig; der Zug setzt sich in Bewegung. Er geht auf und ab, mit Stange, ohne Stange, er sich lässt die Augen verbinden, tänzelt über das Seil, mit Stange, ohne Stange, er lässt sich ein Fahrrad hinaufreichen, fährt auf dem Seile auf und ab, die Augen verbunden. Die Beamten sind gefällig und stoßen zwei der Herren noch rechtzeitig in den letzten Wagon. Was man den Gästen an den anderen Tischen serviert, erfreut weder seine Augen noch seine Nase. »Tut uns leid«, sagt der eine Beamte zum dritten, »dass wir Sie nicht auch noch hineinbugsieren konnten!« Da winkt er einem Kellner, drückt ihm ein Trinkgeld in die Hand und flüstert: Er lässt sich eine Geige reichen, fährt mit verbundenen Augen auf seinem Fahrrad über das Seil hin und her und spielt das »Ave Maria« von Gounod. »Sagen Sie ehrlich – was können Sie mir empfehlen?« Da sagt ein Zuschauer zum andern: »Also - ein Menuhin ist er nicht!« »Ja, mir auch«, seufzte der Herr. »Umso mehr als die beiden anderen Herren gekommen waren, um mich zum Zug zu begleiten!« Worauf der Kellner ebenfalls flüstert: »Ein anderes Restaurant!«

■ **Abb. 2.32** Übung 32: Geschichtendurcheinander 1

Geschichtendurcheinander 2

Gleich drei Geschichten sind hier ineinander verwoben.

Entwirren Sie die verschiedenen Aktionen.

Die Braut hat sich's in der Kirche anders überlegt, und sie hat ganz recht gehabt.«

»Wollen Sie eine Tasse Tee bei mir trinken?« Ich bin ein schlechter Angler, aber

bestimmt kein Lügner.« Er geht mit ihr, bekommt Tee und Kuchen vorgesetzt, und

dann verschwindet die junge Frau, um mit ihren beiden Kindern zurückzukehren.

Auf dem Heimweg sagt sie zu ihrer Mutter: »Werfen Sie mir fünf große Forellen zu!«

»Ja, mit Vergnügen.« »Nun, hineingegangen ist sie mit einem alten Herrn und

herausgekommen ist sie mit einem jungen.« Ein ausnehmend hässlicher Mann

bemerkt zu seiner Überraschung, dass eine hübsche junge Frau ihm auf der Straße

zulächelt. Das kleine Mädchen steht vor der Kirche und sieht einen Hochzeitszug.

Er war fischen gegangen und hatte Pech gehabt; so ging er denn nachher auf den

Fischmarkt und sagte zu dem Händler: »Seht ihr«, sagt sie und zeigt auf den

hässlichen Mann, so werdet ihr aussehen, wenn ihr keinen Spinat esst!« »Damit ich

meiner Familie sagen kann, dass ich sie gefangen habe.« Wieso denn?« fragt die

Mutter erstaunt. Als er sich umdreht, spricht sie ihn an: »Warum werfen?« fragt der

Händler verdutzt.

◻ **Abb. 2.33**   Übung 33: Geschichtendurcheinander 2

Tierisches geschüttelt

Diese zehn Sprichwörter sind durcheinander geraten. Ordnen Sie einem Anfang den richtigen Schluss zu!

Wenn es dem Esel zu gut geht,	Die Made
ändert das Wetter oder bleibt wie es ist.	sie haben Angst vor dem Kater.

Der Tiger im Tank	Fröhlich sein, Gutes tun
besteht vorwiegend aus der Dummheit der Hühner.	meckern kann jeder.

Die schwarzen Schafe in einer Familie	Die Schlauheit der Füchse
und ein Esel am Steuer.	hält ihren Käse für die Welt.

Kräht der Hahn auf dem Mist,	Mäuse trinken keinen Alkohol,
muss auch dessen Flöhe lieben.	sind oft die nettesten.

Nett sein ist wichtig,	Wer seinen Hund liebt,
und die Spatzen pfeifen lassen.	geht er aufs Eis tanzen.

Abb. 2.34   Übung 34: Tierisches geschüttelt

Übung 35	Muster vervollständigen	Seite 1

Muster vervollständigen

Dem Fliesenleger sind sieben mittelblaue Fliesen ausgegangen.
Wo gehören sie hin? Setzen Sie an die entsprechenden Stellen Kreuzchen.

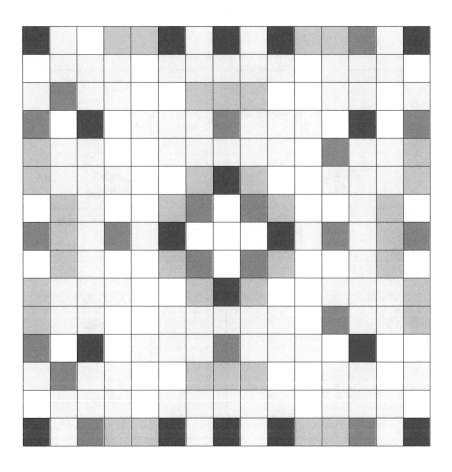

Abb. 2.35 Übung 35: Muster vervollständigen

Induktive Denkaufgabe - Konzentration

Übung 36	**Bildersudoku »Falter«**	**Seite 1**

Bildersudoku »Falter«

Aufgabe: In jeder Reihe (nebeneinander) und in jeder Spalte (untereinander) darf ein Bild nur einmal vorkommen.

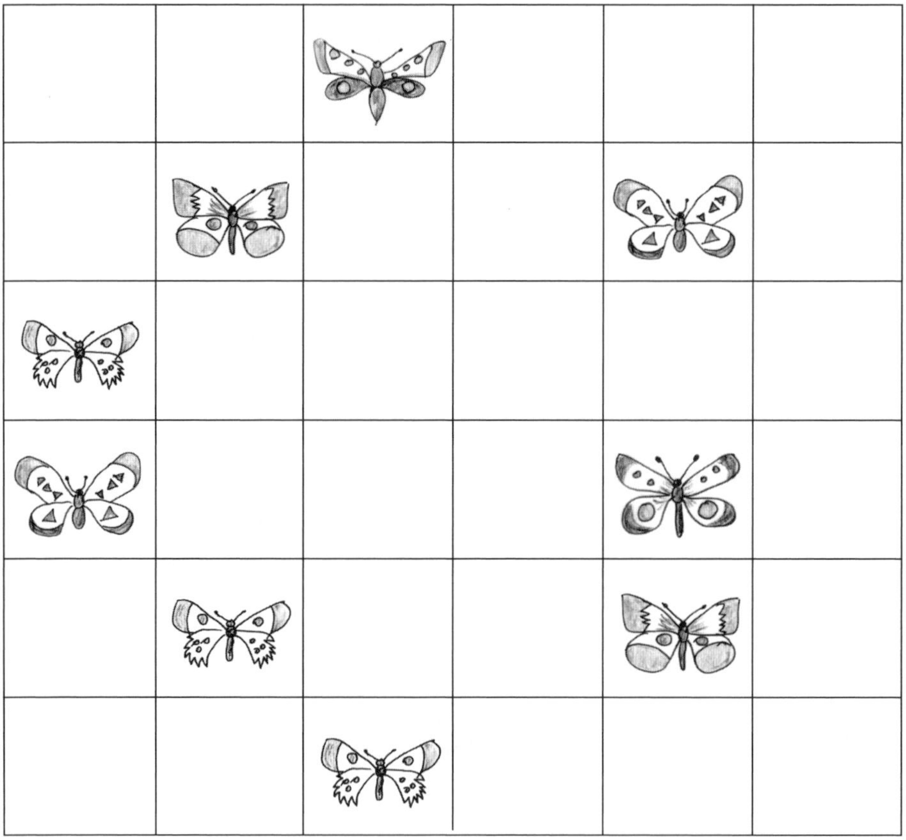

Abb. 2.36 Übung 36: Bildersudoku »Falter«

Übung 36	Bildersudoku »Falter«	Seite 2

Feinmotorik fördern

Bildersudoku »Falter«

Material zum Kopieren und Ausschneiden

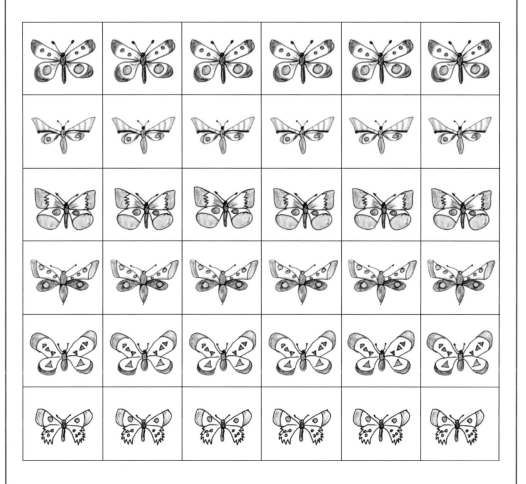

◘ **Abb. 2.36** Fortsetzung

Induktive Denkaufgabe - Konzentration

Übung 37	Bildersudoku »Fische« 2	Seite 1

Bildersudoku »Fische« 2

Aufgabe: In jeder Reihe (nebeneinander) und in jeder Spalte (untereinander) darf

ein Bild nur einmal vorkommen.

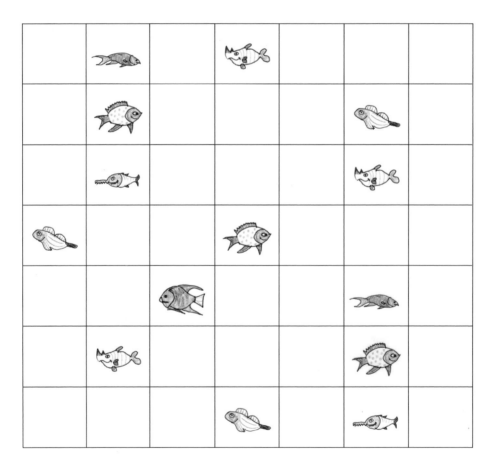

◘ **Abb. 2.37**   Übung 37: Bildersudoku »Fische« 2

Induktive Denkaufgabe - Konzentration

Übung 37	Bildersudoku »Fische« 2	Seite 2

Feinmotorik fördern

Bildersudoku »Fische« 2

Material zum Kopieren und Ausschneiden

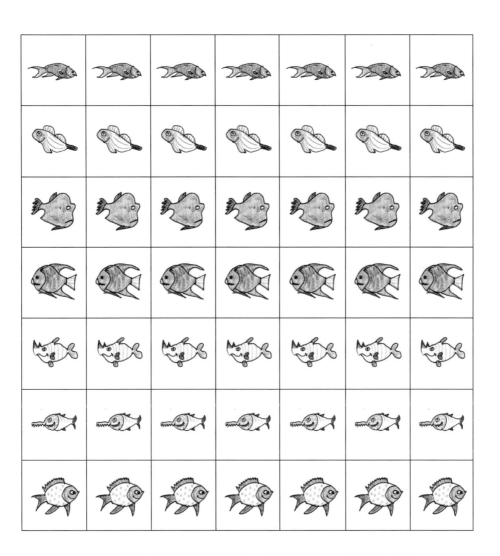

⬜ Abb. 2.37 Fortsetzung

Induktive Denkaufgabe – Konzentration

| Übung 38 | Bildersudoku »Bäume« 2 | Seite 1 |

Bildersudoku »Bäume« 2

Aufgabe: In jeder Reihe (nebeneinander) und in jeder Spalte (untereinander) darf
ein Bild nur einmal vorkommen.

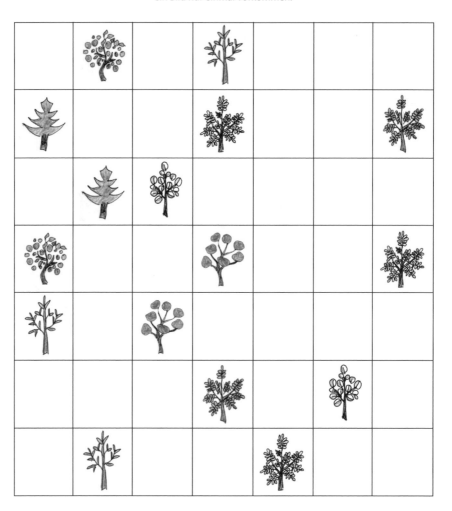

◻ **Abb. 2.38**   Übung 38: Bildersudoku »Bäume« 2

Induktive Denkaufgabe – Konzentration

| Übung 38 | Bildersudoku »Bäume« 2 | Seite 2 |

Feinmotorik fördern

Bildersudoku »Bäume« 2
Material zum Kopieren und Ausschneiden

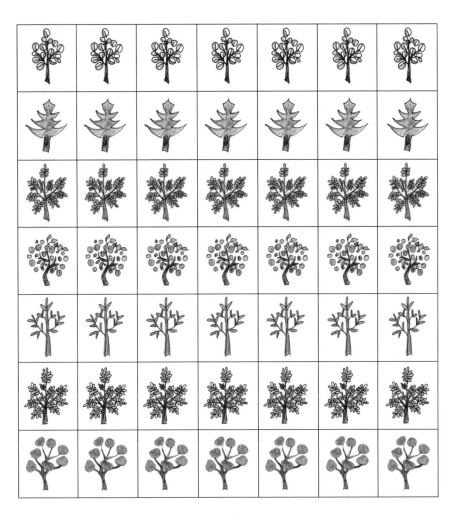

◘ **Abb. 2.38** Fortsetzung

Deduktive Denkaufgaben

Bei deduktiven Denkaufgaben müssen Regeln und Gesetzmäßigkeiten **angewendet** werden.

Deduktive Denkaufgaben enthalten alle Informationen, die man braucht, um das Ergebnis zu finden, und zwar durch Überlegen (Denken), genauer durch Ableitungen.

Logicals sind je nach Details auch deduktive Denkaufgaben, die durch logisches Schlussfolgern gelöst werden können.

Im Internet können zahlreiche Logicals heruntergeladen werden, z. B. unter ▶ http://www. schulekappelen.ch/.

- Übungen – Deduktive Denkaufgaben
- Übung 1: Auf dem Schreibtisch (◘ Abb. 3.1)
- Übung 2: Billardkugeln ordnen (◘ Abb. 3.2)
- Einführung: Magische Quadrate (◘ Abb. 3.3)
- Übung 3: Magisches Quadrat 3 × 3 (◘ Abb. 3.4)
- Übung 4: Magisches Quadrat 4 × 4 (◘ Abb. 3.5)
- Übung 5: Magisches Quadrat 5 × 5 (◘ Abb. 3.6)

Übung 1	Auf dem Schreibtisch	Seite 1

Auf dem Schreibtisch

Viele Menschen können ihre Arbeit nicht aufnehmen, bevor sie nicht eine bestimmte Ordnung auf ihrem Schreibtisch erstellt haben.

Versuchen Sie sich folgende Ordnung mental vorzustellen (bitte nicht aufschreiben).

1. Aufgabe	Herr Moser legt den Notizblock in die Mitte.
	Links legt er den Bleistift hin.
	Rechts vom Notizblock kommt die Agenda.
	Links vom Bleistift legt er den Radiergummi ab.
	Ganz außen links liegt der Bleistiftspitzer

Jetzt können Sie die Reihenfolge von links nach rechts aufschreiben.

2. Aufgabe	Bei Herrn Lanz liegt die Agenda rechts neben dem Füllfederhalter.
	Die Pendenzenliste schiebt er dazwischen.

Was ist richtig? Kreuzen Sie die richtige Aussage an.

– Die Pendenzenliste liegt links von der Agenda.

– Die Pendenzenliste liegt rechts von der Agenda.

– Die Pendenzenliste ist links vom Füllfederhalter.

– Der Füllfederhalter liegt rechts außen.

3. Aufgabe	Frau Gasser ordnet die Gegenstände auf dem Schreibtisch folgendermaßen:
	Das Gesetzbuch liegt links vom Kugelschreiber.
	Der Kalender liegt rechts vom Kugelschreiber.
	Das Telefon ist vor dem Gesetzbuch.
	Das Diktiergerät liegt vor dem Kalender
	Das Tablett liegt vor dem Kugelschreiber.

Was ist richtig? Kreuzen Sie die richtige Aussage an.

– Das Diktiergerät liegt links vom Telefon.

– Das Diktiergerät liegt links vom Tablett.

– Das Diktiergerät liegt rechts vom Tablett.

– Keiner dieser Schlüsse ist möglich.

◻ **Abb. 3.1** Übung 1: Auf dem Schreibtisch

3

Übung 2	Billardkugeln ordnen	Seite 1

Billardkugeln ordnen

Aus einem Behälter mit mehreren Billardkugeln werden verschiedene Kugeln auf dem Tisch ausgelegt. Versuchen Sie sich folgende Ordnung mental vorzustellen (bitte nicht aufschreiben).

1. Aufgabe	Die weiße Billardkugel liegt in der Mitte. Die rote liegt links neben der weißen. Rechts der weißen liegt eine blaue Kugel. Neben der roten ist eine gelbe und ganz rechts außen eine schwarze.

Jetzt können Sie die Reihenfolge von links nach rechts aufschreiben.

2. Aufgabe	Die weiße Billardkugel ist wieder in der Mitte. Rechts liegt die grüne, daneben ganz rechts die gelbe. Links der weißen ist eine schwarze Kugel, ganz links eine blaue. Jetzt schieben wir zwischen die grüne und die gelbe Kugel noch eine rote Kugel hinein.

Wie sind nun die Farben von links nach rechts geordnet?

3. Aufgabe	In der Mitte ist die weiße Kugel. Rechts daneben liegt die gelbe und links die blaue. Weiter links liegt noch eine schwarze. Ganz rechts ist eine grüne. Zwischen die weiße und die gelbe Kugel schieben wir eine rote Kugel und zwischen die blaue und die schwarze kommt eine lila Kugel. Zuletzt legen wir ganz links außen noch eine hellgrüne ab.

Schreiben Sie nun die Reihenfolge der farbigen Kugeln von links nach rechts auf.

◘ **Abb. 3.2** Übung 2: Billardkugeln ordnen

Deduktive Denkaufgabe – Konzentration und Training des Arbeitsgedächtnisses		
Einführung	Magische Quadrate	Seite 1

Magische Quadrate

Nach einer chinesischen Anekdote von Konfuzius[1] erschien einem weisen Herrscher, dem Kaiser Yü, als er

in Gedanken versunken war, eine göttliche Schildkröte mit dem Namen Hi. Auf ihrem Rücken war

folgendes Quadrat gezeichnet.

4	9	2
3	5	7
8	1	6

Das Quadrat ist um die in China beliebte Zahl FÜNF gruppiert. Alle waagrechten und senkrechten Reihen

und die Diagonale bilden die Summe FÜNFZEHN. In der Ecke stehen die geraden Zahlen, in der Mitte die

ungeraden. Dieses Quadrat ist im Islam besonders beliebt und wird oft in verschiedener Weise angeordnet

und der Veränderung entsprechend einem der vier Elemente zugeordnet.

Das oben stehende Original ist dem Feuer zugeordnet.

Dem Wasser zugeordnet:

6	1	8
7	5	3
2	1	4

Der Erde zugeordnet:

2	7	6
9	5	1
4	1	8

---

[1] Quellen: http://www.hp-gramatke.de/magic_sq/german/page0020.htm

■ Abb. 3.3   Einführung: Magische Quadrate

Deduktive Denkaufgabe – Konzentration und Training des Arbeitsgedächtnisses

Einführung	Magische Quadrate	Seite 2

Entsprechend werden diese Quadrate in der Magie verwendet.

Magische Quadrate können auch aus 16 – 25 – 36 – 49 Feldern bestehen.

Im Mittelalter wurden die magischen Quadrate verschiedenen Planeten zugeordnet.

Das Jupiterquadrat besteht aus 16, das Marsquadrat aus 25, das Sonnenquadrat aus 36, das Venusquadrat aus 49, das Merkurquadrat aus 81 und das Saturnquadrat nur aus 9 Feldern.

Ein berühmtes Beispiel ist das Quadrat, das sich auf Dürers Kupferstich »Melencolia« (die Melancholie) befindet. Über dem Engel ist an der Wand ein Jupiterquadrat.

Die mittleren Zahlen der unteren Reihe

1514

geben das Jahr der Herstellung des Kupferstiches wieder.

16	3	2	13
5	10	11	8
9	6	7	12
4	15	14	1

Die Summe der horizontalen, der vertikalen Linien und der Diagonale ist die Jupitersumme 34. Es ist ebenfalls die Summe der Eckzahlen und die Summe der mittleren Zahlen.

◻ **Abb. 3.3** Fortsetzung

Übung 3	Magisches Quadrat 3x3	Seite 1

Magisches Quadrat 3x3

Setzen Sie die Zahlen von 1 – 9 so im Quadrat ein, so dass die Summe der senkrechten und waagrechten Reihen sowie der Diagonalen 15 beträgt. Die Ziffer 5 muss in der Mitte sein.

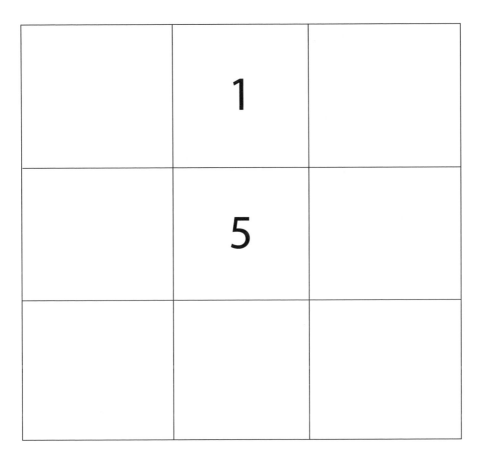

■ Abb. 3.4   Übung 3: Magisches Quadrat 3×3

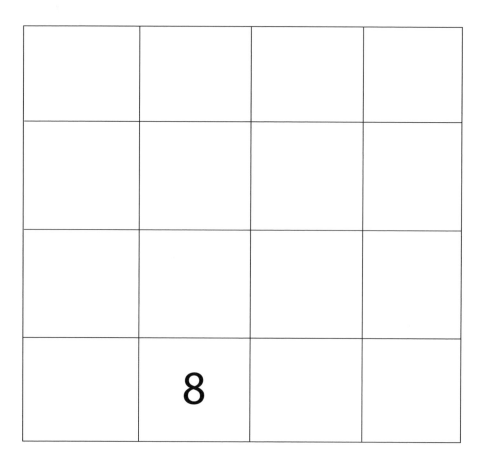

3

Magisches Quadrat 4x4
Jupiterquadrat

Setzen Sie die Zahlen von 1 – 16 so im Quadrat ein, so dass die Summe der senkrechten und

waagrechten Reihen, der Diagonalen sowie der 4 Eckzahlen und der 4 mittleren Zahlen 34 beträgt.

	8		

▣ **Abb. 3.5** Übung 4: Magisches Quadrat 4 × 4

Deduktive Denkaufgabe – Konzentration und Training des Arbeitsgedächtnisses

Übung 5	Magisches Quadrat 5x5	Seite 1

Magisches Quadrat 5x5
Teufelsquadrat

Setzen Sie die Zahlen von 1 – 25 so im Quadrat ein, so dass die Summe der senkrechten und waagrechten Reihen sowie der Diagonalen 65 beträgt.

8				

◼ **Abb. 3.6** Übung 5: Magisches Quadrat 5×5

Wahrnehmung

4

❯ **Sinneskanäle sind Pforten der Wahrnehmung.**

Wahrnehmung ist der Beginn aller Erfahrungen. Informationen, die wir über mehrere Kanäle aufnehmen, aktivieren unser Gehirn stärker und bleiben besser haften (◘ Abb. 4.1).

Oft lassen sinnliche Eindrücke wie Gerüche und Geräusche längst Vergessenes wieder aufleben.

Die objektive Welt besteht aus Atomen, Molekülen, elektromagnetischen und mechanischen Schwingungen. Sie werden von unseren Sinnesorganen erschlossen und subjektiv interpretiert. Dem Menschen gelingt es damit, sich an seine Umwelt anzupassen.

Nur einen Bruchteil, der auf uns einwirkenden Sinnesinformationen, nehmen wir bewusst wahr. Verarbeitet und gespeichert werden Eindrücke, die uns persönlich wichtig sind und die uns interessieren. Mehrkanalig gespeichert, lassen sie sich besser abrufen.

Rezeptoren der Sinnesorgane nehmen Impulse auf, die über den Thalamus, dem »Tor zum Bewusstsein«, in höhere Hirnregionen weitergeleitet werden.

▪ **Tasten**
Be-greifen heißt verstehen. Ein großer Teil unserer Gehirntätigkeit ist begriffliches Denken. Der Tastsinn (**taktil** = den Tastsinn betreffend) ist schon im vorgeburtlichen Stadium eine wesentliche Sinneserfahrung.

▪ **Sehen**
Unser Auge ist das Fenster zur Welt. Ungefähr 80% aller Informationen nehmen wir über das Auge wahr. Im Gegensatz zum Tastsinn, der uns die »greif-bare« Nähe erfahren lässt, nehmen wir über den Gesichtssinn (**visuell** = den Gesichtssinn betreffend) Informationen auf, die auch weiter entfernt liegen.

▪ **Hören**
Schon im Mutterleib hört das Ungeborene die Geräusche seiner Umgebung. Der Gehörsinn (**auditiv** = das Gehör betreffend) ist wie der Tastsinn früh entwickelt. Unsere Sprache unterscheidet zwischen Hören und Horchen. Um kommunizieren zu können, müssen wir zuhören; es ist ein bewusster Vorgang. Richtiges Zuhören braucht Zeit, Geduld und Konzentration.

▪ **Riechen**
Ein Mensch vermag mehr als 10.000 Gerüche auseinander zu halten (**olfaktorisch** = den Riechnerv betreffend). Unsere Nasenschleimhaut ist ein empfindliches Sinnesorgan. Gerüche wecken Erinnerungen und lösen die damit zusammenhängenden Gefühle aus.

Der Geruchssinn ist anders konstruiert als die anderen Sinne. Die für die Übermittlung von Geruchssensationen verantwortlichen Nerven werden nicht über den Thalamus weitergeleitet, sie sind direkt mit dem Cortex verbunden.

▪ **Schmecken**
Neben dem Geschmackssinn (**gustatorisch** = den Geschmacksinn betreffend) ist auch der Geruchssinn und das sogenannte Mundgefühl der Speisen zum Erkennen des Geschmackes einer Speise wichtig. Nach herkömmlicher Meinung registrieren wir »salzig, »sauer«, »süß« und »bitter«. Möglicherweise existieren noch andere Geschmacksempfindungen. Japanische Forscher meinen, dass die Geschmackszellen auch eine Qualität »Fleischgeschmack« erkennen (japanisch: umami).

Seinen Anfang nimmt das Schmecken in den »Geschmacksknospen« oder »Schmeckbechern«. Sie sitzen hauptsächlich auf der Zunge und im Gaumensegel. Die Geschmacksknospen können nur flüssige Stoffe erkennen. Feste Speisen müssen vor dem Schlucken zuerst mit Speichel eingeweicht werden.

Außer diesen bekannten fünf Sinnen kennt die Physiologie weitere Sinne u. a.:
- Temperatursinn (Thermorezeption)
- Schmerzempfindung (Nozizeption)
- Gleichgewichtssinn (Vestibulärer Sinn)
- Körperempfindung oder Tiefensensibilität (Propriozeption)

4.1   Üben

So trainieren Sie Ihre Wahrnehmung.

Fangen Sie an, bewusster durch die Welt zu gehen, nutzen Sie Ihre Sinnesorgane!

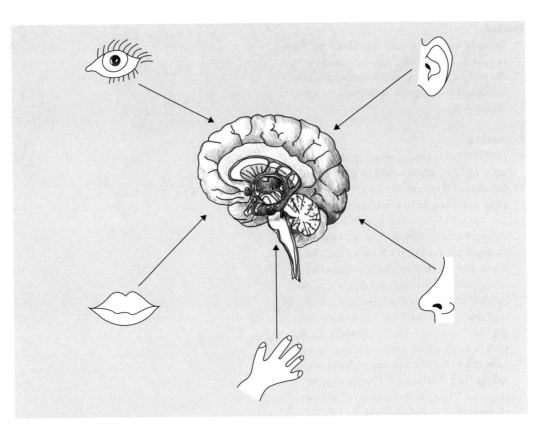

Abb. 4.1   Wahrnehmung über die Sinne

Schließen Sie die Augen! Was hören Sie? Öffnen Sie die Augen, beobachten Sie: Was ist alles blau? Wo sehen Sie etwas Rundes? Brauchen Sie Ihre Nase: Was riechen Sie? Woran erinnert es Sie? Spüren Sie den Wind im Gesicht, die Sonne auf dem Arm! Genießen Sie Ihr Essen, anstatt es hinunterzuschlingen!

❯ **Bewusstes Wahrnehmen fördert Konzentration und Aufmerksamkeit und damit die Aufnahme von Informationen. Bewusster wahrnehmen heißt besser behalten.**

▪ **Blick auf den Alltag**
Ohne Anspruch auf Vollständigkeit.

Tasten
— Ein Griff in den Hosensack, oder bei Damen in die Handtasche. Wie praktisch! Tastend lässt sich der Geldbeutel vom Schlüsseletui unterscheiden.

— In der Dunkelheit lässt sich das Schlüsselloch ertasten und der Lichtschalter hinter dem Türrahmen.

Sehen
— In der Kindheit schon lernt der Mensch, dass die kleinen Autos in der Ferne nicht klein sind, sondern klein scheinen (Perspektive).

Hören
— Die junge Mutter schläft tief und gut, der Lärm der Autos stört sie nicht. Hellwach wird sie jedoch ob dem leisesten Ton ihres Säuglings.
— Die Party ist lärmig, alle Leute schwatzen durcheinander. Ihr Name wird einige Meter von Ihnen entfernt ausgesprochen. Sie nehmen ihn wahr, trotz des Stimmengewirrs um Sie herum.

Riechen

— Es riecht angenehm nach frischem Brot. Können Sie sich vorstellen, dass Ihre Nachbarin, die in ihrer Jugend von einer bösen Bäckersfrau gequält worden ist, diesem Geruch entfliehen will?

Schmecken

— Erkältete Leute beklagen häufig, dass sie nicht mehr richtig schmecken können. Die Geschmacksknospen der Zunge sind aber bei einer Erkältung nicht beeinträchtigt, zwischen Riechen und Schmecken besteht ein so enger Zusammenhang, dass man oft als Geschmack empfindet, was tatsächlich ein Geruch ist. Wenn eine Speise sich im Gaumen befindet, dringt ihr Geruch durch den Rachen zu den Riechhärchen in der Nase. Der Geruchsinn ist nun aber für Gerüche viel empfindlicher als der Geschmacksinn für Geschmäcke. Daher kommt es, dass man den Eindruck hat, man habe seinen Geschmacksinn verloren, wenn infolge einer Erkältung die Nasenwege verstopft sind. Was einem in solchen Fällen tatsächlich fehlt, ist jedoch nicht der Geschmack, sondern der so wichtige Geruch der Speisen.

Aufmerksamkeit

❯ **Konzentration ist erhöhte Aufmerksamkeit.**

Sich konzentrieren, gezielt und wirksam vorgehen, Sinne, Verstand und Vorstellungskraft einsetzen, verbessert die Aufmerksamkeit. Informationen können erst mit bewusster Aufmerksamkeit ins Langzeitgedächtnis aufgenommen werden.

Die Aufmerksamkeit kann durch äußere Umstände gestört werden, z. B. bei Ablenkung – Unterbrechung – Störungen – heftigen positiven oder negativen Emotionen – Schläfrigkeit – Unwohlsein oder Krankheit – und auch unter Eile, Angst und Stress.

❯ **Interesse → Motivation → Aufmerksamkeit → Konzentration → Organisation.**

An einer Arbeit interessiert sein erhöht die Motivation, steigert die Aufmerksamkeit und die Konzentration und erleichtert die Organisation.

■ **Wie kann ich mich besser konzentrieren?**

1. Zeitlimit setzen, effektive Arbeitszeit bestimmen

— Fixe Lernstunden bestimmen. Das erleichtert das Ausschalten von äußeren Störungen.

— Eine Arbeit in einer vorher bestimmten Zeit erledigen.

— Die effektive Arbeitszeit notieren, das hilft bei der Organisation weiterer Arbeiten.

— Pausen und Freizeit einplanen.

2. Äußere Störungen ausschalten

— Telefon ausschalten.

— Briefkasten und E-Mail-Box erst nach der festgelegten Arbeitssequenz leeren.

— Zeitungen vor oder nach der festgelegten Arbeitszeit lesen.

— Seiner Umgebung die festen Arbeitsstunden bekannt geben.

— Eine Liste von auftretenden Störungen hilft, sie zu analysieren und sie wenn möglich auszuschalten.

3. Innere Vorarbeit

— Sich auf die Arbeit mental vorbereiten und einstimmen, eventuell mit einem Ritual.

— Je nach Lerntyp immer am gleichen Ort arbeiten.

— Oder den Lernort wechseln, zum Stoff die entsprechende Lernumgebung auswählen.

4. BrainTwister

— Bei den Aufgaben des BrainTwister-Programms arbeiten Sie für kurze Zeit sehr konzentriert. Beachten Sie die Angaben zur Trainingsdauer bei den Trainingsempfehlungen im Manual: ▶ http://www.braintwister.unibe.ch!

— Wichtig ist bei diesem Training, dass Sie sich für kurze Zeit extrem stark konzentrieren. Lassen Sie sich deshalb nicht verunsichern, wenn Ihre Leistung enttäuschend ausfällt, konzentriert haben Sie sich ja dennoch gut und die Leistungen lassen sich mit mehr Übung bestimmt steigern.

■ **Übungen zur fokussierten Aufmerksamkeit**

Bei **fokussierter** (gerichteter, selektiver) Aufmerksamkeit müssen ablenkende Reize unterdrückt werden. Das bedingt eine zielgerichtete Konzentration, die über längere Zeit aufrecht erhalten werden muss. Der Fokus sollte daher auch unter ablenkenden Bedingungen aufrecht erhalten werden.

Mit einem Bild kann die fokussierte Aufmerksamkeit als ein »Scheinwerferlicht« betrachtet werden, das die aktuell wichtigen Aspekte einer Situation beleuchtet und irrelevante Aspekte »im Dunkeln«, d. h. unbeachtet lässt.

Alltag:

Die **geteilte** Aufmerksamkeit ist in unserem Alltag gefordert. Es ist die Fähigkeit, seine Aufmerksamkeit auf mehrere Reize zu richten.

— Übung 1: Finden Sie das Ei? (◨ Abb. 5.1)

— Übung 2: Konzentriertes Lesen (◨ Abb. 5.2)

— Übung 3: Namen gesucht (◨ Abb. 5.3)

— Übung 4: Zwei oder drei »Beine«? (◨ Abb. 5.4)

— Übung 5: Versteckte Tiere (◨ Abb. 5.5)

— Übung 6: Blumenwiese (◨ Abb. 5.6)

— Übung 7: SMS-Nachricht entschlüsseln (◨ Abb. 5.7)

— Übung 8: Schmetterlingssammlung (◨ Abb. 5.8)

Aufmerksamkeit – Konzentration, Ausdauer

Übung 1	Finden Sie das Ei?	Seite 11

Finden Sie das Ei?

Unterstreichen Sie alle **ei** und streichen Sie alle **ie** durch. Finden Sie alle **ei**?
Die Übung scheint einfach zu sein, Sie müssen sich aber dabei gut konzentrieren,
um alle zu finden.

nieeinneinlederfeinkleinfieberleimliederknieviehkleiberneiderfe
derlederleiderkleidermieskissenkiesmeidenmiederimmereimer
kleinermeindeinsiechendkriechendleichtfeuchtniederungneigu
ngkleidungziemlichfriedlichfeindlichleidlichliederlichffreudiglieb
ediebliederlichkriecherischbeidebiedermiederquiekenquakenp
iepsenfiebsenfindigfeindniedrigeigierigsieseichtdiedeinmeinsei
nkleinkriegriedreitenriechenpiepleidkleidfeindniederungfriedric
hgeileinkeilpfeilbierbeinbiderwiederweinenkleinergierigeischmi
erigeinbleibebliebbeinniebeinchenbienchenkleiderfinsterginste
rgeisterkleisterreinrinneseinen

Anzahl **ei** _____

Anzahl **ie** _____

◼ **Abb. 5.1** Übung 1: Finden Sie das Ei?

Aufmerksamkeit – Konzentration, Sprachgefühl

Übung 2	Konzentriertes Lesen	Seite 1

Konzentriertes Lesen

Die Wörter dieses Textes tanzen aus der Reihe.

SIND *MENSCHEN* DIE *Vergangenheit* ,

FREUNDE die , AKZEPTIEREN

DEINE

IN ***Gegenwart*** in Zukunft **dir**

der *MÖGEN* der ZU STEHN

dich und .

EIN

FREUND JEMAND *DER* **MELODIE** **Herzens**

WAHRER IST , die ***deines***

UND *dir* *DU* VERGESSEN .

sie , sie *HAST*

KENNT **VORSINGT** *WENN*

Notieren Sie hier die Wörter in der richtigen Reihenfolge:

◼ **Abb. 5.2**   Übung 2: Konzentriertes Lesen

Aufmerksamkeit – Konzentration, Wortfindung

Übung 3	Namen gesucht	Seite 1

Namen gesucht

Hier sind 32 weibliche und männliche Vornamen versteckt:
senkrecht, waagrecht, diagonal, vorwärts und rückwärts geschrieben.

I	S	A	A	L	B	E	R	T	W	S	A	S	O	R
D	N	N	X	D	J	D	U	R	T	R	E	G	S	U
E	A	N	O	I	H	I	S	A	B	E	L	L	E	R
X	H	A	S	V	C	V	I	N	Z	E	N	Z	K	U
O	V	I	O	A	A	E	R	R	K	U	R	T	U	D
Y	I	D	I	D	H	R	N	E	S	E	N	I	N	O
Z	U	O	T	T	O	N	O	T	P	R	N	R	I	L
J	X	D	R	T	A	S	E	E	R	I	S	F	G	F
Q	A	R	E	I	R	T	E	P	F	S	A	R	U	R
D	M	A	T	H	T	U	R	A	N	T	O	N	N	U
L	L	H	L	A	N	N	A	G	R	E	T	E	D	H
A	M	N	A	S	Q	S	A	B	I	N	E	X	E	N
N	N	R	W	Q	O	C	I	R	E	B	A	T	I	R
O	O	E	E	H	T	O	R	O	D	X	K	N	U	T
R	R	B	A	R	O	D	I	S	I	Q	T	A	E	B

Tipp:
Falls Sie nach einem ersten Überblick eventuell KUNIGUNDE nicht gefunden haben, suchen Sie im
Buchstabenfeld alle **K** und dann in alle Richtungen den gesuchten Namen:

L	E	R
Z	**K**	U
T	U	D

◻ **Abb. 5.3** Übung 3: Namen gesucht

Aufmerksamkeit – Konzentration, Ausdauer

Übung 4	Zwei oder drei »Beine«?	Seite 1

Zwei oder drei »Beine«?

Eine weitere Konzentrationsübung, die leicht erscheint, jedoch Ihre fokussierte
Aufmerksamkeit verlangt. Im folgenden Text finden Sie die Buchstaben n (mit zwei
Beinen) und m (mit drei »Beinen«). Unterstreichen Sie alle doppelten **nn**, die
doppelten **mm** hingegen umkreisen Sie. Möchten Sie die Aufgabe erschweren?
Dann streichen Sie zusätzlich alle einzelnen **n** und **m** durch.

Schwemmetenneeinendammtannedummennudelknudelnd

ämmerungdomsummetannekannemeinekeineweinwennde

nnmemmeklemmenennereinerneinwonnesommersonnens

amenklammklammernsandwandimmernonneammeandenk

alendernoneniederniemiedersemmelknödelmehlspeisenmi

memimideinninaannamartamilenamaxspendespannepfann

ehimalayapenneindienkänguruchinesejapankammermong

oleimarterkummernonsenssennereimolkereiimmermostkas

chemmepenwendemeistervermummenklüngelmitunteram

mersimmenmeinemomomonsterambosssommernächteinn

enklingenimmerwimmernseinerdrohnenwohnzimmerzinne

Anzahl **mm**   _____

Anzahl **nn**   _____

Anzahl **n & m**   _____

▣ **Abb. 5.4**   Übung 4: Zwei oder drei »Beine«?

Aufmerksamkeit – Konzentration, Wortfindung		
Übung 5	**Versteckte Tiere**	**Seite 1**

Versteckte Tiere

Im unten stehenden Buchstabenwirrwarr finden Sie verschiedene Tiernamen.

Suchen Sie Tiere, die vorwärts geschrieben sind

oejdorhhnfkshuhnoiiuarjfkgeisshdknbfischiebstorchkrndkemekalbaseerrlenekrfroschj
kgwksnkaulquappejfkrmenwckkultleoparduziepenrwejfkgnrueiohundoejnfkrpeppwwe
cmfjrkpfauerrigelrkvorismepferdkgmrnfomekdjfielefantorirtpoknfwolfutjeodffdkelelritjfl
dnqpayxxcrbäritjsödlvutmnwpdiwrnnnashornkfpesljjffkggfdoutfjtzrtdfcpokuznvjgeierlf
orjderiozelothhjendosklmurmeltieruvkfmdnsbgnuloreknfirldrnjhkfjrnvjfkrutkdnsflaming
oriekfpdnspumenfmaorupumahfjja

Hier sind die Tiere rückwärts geschrieben

lzotjbmionhahturtjdieoslanmebdosplvneklafjfieowndksmxoelfjkfahcsirjdlmnvcjcjkerirt
zzsdkegeizjfoelwnddsioueanuaeouuashdpelekwjcndgreeudndshculdkeowncpwlskm
mlaeztakjdneodksmrofhleserufpwksldnneurfttaojudlepsiertasniewhcsdliwiekdnslooa
neureurtidjmkkkcukcuklkerietraumgnukuhellirgjdnsieroeiurtzdskalnneksisseeblawhc
sknalbeworpdmnpelibneknakilepuroepelnaakropkjnumooskdnsieereelkjlloudakakieo
dnbnehcffäfpoknetotjtoonriregitjdleonnrapdfrebekfmrpkennevömgjrorehcuatnebuaho
orelda

Hier sind die Silben vertauscht

chelerselamlanmiwelömapudorkonbockrehtelwachsegemsanfaberbiwurfmaullingspe
rbrazenekfteenherreifeafbichthageschlan

🗆 **Abb. 5.5** Übung 5: Versteckte Tiere

Aufmerksamkeit – Wortfindung, Konzentration

| Übung 6 | Blumenwiese | Seite 1 |

Blumenwiese

Suchen Sie die folgenden 20 Blumen

VERGISSMEINNICHT   KLAPPERTOPF   VEILCHEN

NELKE   EHRENPREIS   SCHLÜSSELBLUME

ALPENROSE   STORCHENSCHNABEL   PESTWURZ

ENZIAN   HAHNENFUSS   KNABENKRAUT

LÖWENZAHN   KNÖTERICH   EDELWEISS   AKELEI

WUCHERBLUME   KLEE   ARNIKA   TAUBNESSEL

im Buchstabenquadrat (auf der Folgeseite).
Sie sind waagrecht, senkrecht, diagonal, vorwärts und rückwärts geschrieben.

Wenn Sie die Blumennamen bezeichnet haben, bilden die übriggebliebenen Buchstaben
zwei Zitate über das Alter.

▸ **Abb. 5.6**   Übung 6: Blumenwiese

Aufmerksamkeit – Wortfindung, Konzentration

| Übung 6 | Blumenwiese | Seite 2 |

I	V	A	C	K	H	V	E	R	G	I	S	S	M	E	I	N	N	I	C	H	T
F	E	K	I	L	N	D	E	D	A	S	A	L	T	E	R	N	I	C	H	T	A
R	I	E	M	A	A	N	F	R	N	A	I	Z	N	E	E	E	K	L	E	N	U
D	L	L	E	P	N	U	N	D	F	A	R	B	E	N	Q	U	E	L	L	E	N
D	C	E	I	P	E	S	E	R	L	F	E	H	R	E	M	P	R	E	I	S	R
E	H	I	U	E	D	E	N	S	Ö	I	N	D	N	U	R	A	N	D	E	R	S
A	E	L	T	R	E	M	E	N	W	S	C	H	E	N	S	I	N	D	J	A	N
I	N	C	L	*	H	T	A	L	E	L	T	U	A	R	K	N	E	B	A	N	K
E	G	L	E	O	E	I	S	C	N	H	W	A	H	R	S	C	H	E	I	N	L
I	C	H	B	P	S	I	S	N	Z	D	S	I	E	D	A	E	S	S	O	T	G
A	R	N	A	F	O	C	U	H	A	W	E	N	I	G	M	E	R	A	L	A	S
I	R	G	N	E	N	D	F	E	H	I	N	E	A	U	N	D	E	R	E	U	A
L	E	T	H	E	R	S	N	G	N	R	U	P	L	P	E	D	E	N	N	B	I
H	M	R	C	L	A	N	E	G	E	S	L	B	H	C	I	R	E	T	Ö	N	K
E	U	B	S	E	N	H	N	D	A	T	L	S	I	E	Z	S	U	E	I	E	N
D	L	I	N	V	I	D	H	U	E	E	A	L	I	Z	O	S	T	E	E	S	N
G	B	E	E	M	A	C	A	H	S	L	T	E	I	R	R	N	E	L	S	S	U
N	R	S	H	E	R	E	H	S	R	A	W	U	N	G	E	U	N	K	B	E	L
I	E	C	K	K	L	I	Ü	C	H	E	N	E	P	R	O	B	W	L	E	L	M
E	H	I	R	S	T	L	D	A	S	S	P	D	I	I	E	G	E	T	S	E	L
L	C	S	O	C	H	H	A	F	T	L	S	I	C	S	H	W	E	I	S	G	E
R	U	T	T	C	D	A	S	Z	A	U	V	E	R	S	S	T	E	H	E	E	N
U	W	N	S	D	A	L	L	E	A	L	T	E	N	L	E	U	T	E	A	L	P
S	G	L	E	I	C	H	A	K	I	N	R	A	B	E	H	A	N	D	E	L	T

🔲 **Abb. 5.6** Fortsetzung

Übung 7	SMS-Nachricht entschlüsseln	Seite 1

SMS-Nachricht entschlüsseln

Herr Meier tippt Seiner Schwester eine Meldung auf ihr Mobile-Telefon. Entschlüsseln Sie die Meldung, indem Sie anhand der Anzahl getippter Zahlen auf die entsprechenden Buchstaben schließen.

9999 88 6   4 33 22 88 777 8 7777 2 4   888 666 66

55 555 2 777 2   8 777 33 333 333 33 66   9 444 777

88 66 7777   66 22222 222 44 7777 8 33 66

333 777 33 444 8 2 4   444 6

777 33 7777 8 2 88 777 2 66 8   9999 88 6

4 666 555 3 33 66 33 66   55 2 555 22   1

55 666 6 6 7777 8   3 88   2 88 222 44   111   555

444 33 22 33   4 777 88888 7777 7777 33

2 555 22 33 777 8

◻ **Abb. 5.7**   Übung 7: SMS-Nachricht entschlüsseln

Aufmerksamkeit – Konzentration, Fokussierte Aufmerksamkeit

| Übung 8 | Schmetterlingssammlung | Seite 1 |

Schmetterlingssammlung

Fünf Schmetterlinge gehören nicht in diese Sammlung.

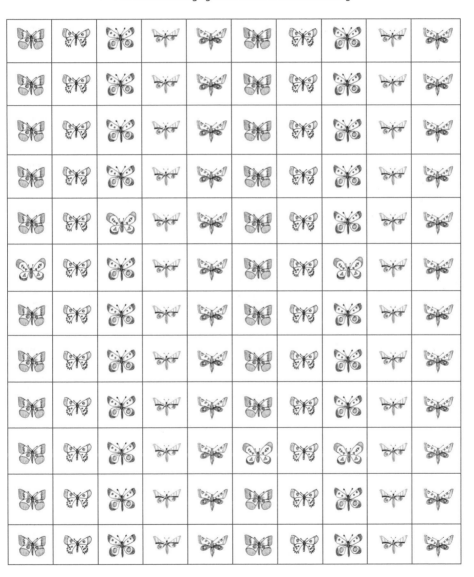

▪ **Abb. 5.8**   Übung 8: Schmetterlingssammlung

Merkfähigkeit

> Strategien müssen so lange geübt werden, bis sie automatisiert und zur Gewohnheit geworden sind. Bei der Anwendung unsorgfältig eingeübter Strategien verlangsamt sich das Lernen, da nicht automatisierte Strategien zu viel zusätzliche Aufmerksamkeit verbrauchen.

Wiederholen – Visualisieren – Assoziieren – Strukturieren

sind grundlegende Fähigkeiten unseres Gehirns, um Informationen zu speichern (encodieren). Sie sind kombiniert an verschiedenen Methoden und Mnemotechniken beteiligt.

■ **1. Wiederholen**

Eine Information bleibt weniger als eine Minute im Arbeitsgedächtnis. Durch stetiges Wiederholen (reharsal, leise sprechen) können wir sie aber länger behalten.

Dieses rein mechanische Wiederholen hat seine Berechtigung für eine kurzfristige Behaltensleistung, z. B. Telefonnummer auf dem Weg vom Telefonbuch bis zum Telefon durch leises Sprechen zur Verfügung halten.

Um Informationen langfristig behalten zu können (sie ins Langzeitgedächtnis zu überführen), ist ein Wiederholen in immer größer werdenden Abständen (»spacing effect«) erfolgreich. Nach einer Lernphase bleibt etwa nur ein Fünftel des Gelernten haften; zudem ist das erworbene Wissen noch sehr labil und störungsanfällig. Wenn wir Handlungen oder Gelerntes wiederholen, senden wir Signale in schon angebahnte Verbindungen. Die bestehenden Bahnen und Muster werden verstärkt.

■ **2. Visualisieren – Imagination**

Beim Visualisieren setzen wir Bilder bewusst ein. Bildhafte Vorstellungen spielen für das Gedächtnis eine zentrale Rolle. Diese Strategie ist äußerst effizient. Wirkungsvoller als einzelne Bilder sind bewegte Bilder, die miteinander in Beziehung stehen.

Visuell-räumliches Vorstellungsvermögen kann erlernt und muss geübt werden. Bilder im Kopf können zusätzlich angereichert werden mit anderen Sinneswahrnehmungen (hören, schmecken, riechen, ertasten): Steigert die Wirksamkeit!

Untersuchungen haben gezeigt, dass mentale Bilder nicht entweder rein visuell oder rein räumlich, sondern beides miteinander (visuell-räumlich) sind (Baddeley 1993).

■ **3. Assoziieren**

Verknüpfen, verbinden, vernetzen, assoziieren von neuen Informationen mit Vorwissen, bewirkt ein gutes Behalten. Vorwissen wird aktiviert und mit neuem Wissen verknüpft.

Neue Inhalte können auch untereinander verknüpft werden.

Im Gegensatz zu Kindern haben erwachsene und besonders ältere Mensch durch ihr akkumuliertes Wissen, viele Möglichkeiten, Neues mit Bekanntem zu verbinden.

Je besser wir eine Information verarbeiten, je mehr wir darüber nachdenken, je eher wir dazu einen »Ich-Bezug«, eine Bedeutung herstellen können, desto besser können wir sie speichern und wieder abrufen.

■ **4. Strukturieren – Kategorisieren**

Strukturieren, ordnen und kategorisieren: Neues einem Oberbegriff (Kategorie) zuordnen, größere Informationsmengen in Sinneinheiten gliedern: Erleichtert den späteren Abruf!

Einigen Menschen liegt ordnen und damit logisches Denken besser als visualisieren.

Ein gutes Gedächtnis ist ein organisiertes Gedächtnis. Neue Informationen sollten sinngemäß gegliedert (strukturiert) und richtig eingeordnet (kategorisiert) werden. Die Fähigkeit des Gehirns, Informationen wieder zu finden, basiert weitgehend darauf, wie gut die Bahnen ursprünglich angelegt worden sind.

6.1   Äußere Strategien

Innere Strategien sind mental (im Kopf). Äußere Strategien sind Hilfsmittel »außerhalb« unseres Gehirns, unseres Kopfes. Sie unterstützen wirksam die Behaltensleistung.

– Notizblock
– Agenda
– Handy
– Outlook

- Checklisten
- Schwarzes Brett oder Pinnwand
- Timer
- Diktiergerät
- Hinweise (Cues)

- **Tipps für den Alltag**
- Aufschreiben ist die wirkungsvollste äußere Gedächtnishilfe. Notieren Sie sich sofort, was Sie nicht vergessen wollen. Halten Sie an wichtigen Orten Notizblock und Bleistift bereit: Neben dem Telefon, auf dem Nachttisch, in der Küche usw. Ordnen Sie die Notizen!
- Agenda. Notieren Sie sich Ihre Termine. Gewöhnen Sie sich an, die Agenda regelmäßig anzuschauen: Am Abend, um den morgigen Tag zu planen, und am Morgen, um sich die Termine noch einmal in Erinnerung zu rufen.
- Checklisten erstellen, alles, was erledigt werden muss, aufschreiben. Was erledigt ist, durchstreichen.
- Eine Pinnwand, es kann z. B. auch die Kühlschranktüre sein, dient als »Aufbewahrungsort« der Notizzettel.
- Einen Timer stellen Sie ein, um rechtzeitig den Kuchen aus dem Ofen zu nehmen, rechtzeitig das Haus zu verlassen usw.
- Vielleicht ziehen Sie ein Diktiergerät dem Notizbuch vor.
- Nutzen Sie Handy und Outlook, um an Ihre Termine erinnert zu werden.
- Hinweise (Cues) sind wichtig und wirkungsvoll.

Beispiele von Cues:
- Brief, der weg muss, neben der Wohnungstüre auf den Boden legen.
- Am Abend vor der Abfuhr den Kehrichtssack mitten in den Flur stellen.
- Die Kleiderbürste auf der Türschwelle heißt: Kleider hängen auf dem Balkon.
- Telefon quer stellen: Hinweis, dass ein wichtiger Anruf getätigt werden muss.
- Handtuch über eine Türklinke legen: Erinnert daran, dass im Raum ein Fenster offen ist.

Und Ähnliches mehr. Der Fantasie sind keine Grenzen gesetzt.

6.2 Mnemotechniken – Ars memoriae

Konkrete und anschauliche Dinge haften besser im Gedächtnis als abstrakte. Zudem werden zwei oder mehrere Gedächtnisinhalte besser behalten, wenn sie miteinander verknüpft sind.
- **Mnemonik, Mnemotechnik:** Der Begriff stammt aus der griechischen Mythologie. Mnemosyne, eine Titanin, war die Göttin des Gedächtnisses. Zeus zeugte mit ihr die neun Musen.
- **Ars Memoriae** = Gedächtniskunst.

Es ist überliefert, dass sich die Redner des antiken Griechenlands und Roms oftmals mnemotechnischer Mittel bedienten.

Der Dichter und Staatsmann Simonides von Keos galt allgemein als Erfinder der Gedächtniskunst. Diesbezügliche Aussagen finden sich u. a. bei Cicero, Quintilian und beim anonymen Autor von »ad C. Herennium« (ad = für).

Die Legende, wie Simonides die Methode der Orte »erfand«, schildert Cicero recht anschaulich in seinem Rhetoriklehrbuch »De oratore«, einer der drei Hauptquellen über die antike Gedächtniskunst.

6.3 Loci-Methode – Methode der Orte

❯ Eine effiziente Methode, um sich etwas gut zu merken.

Die Loci-Methode finden wir auch in der Literatur, z. B in Dantes »Divina Comedia« (Weinrich 1996). Der mnemotechnisch geschulte Leser wandert mental durch Inferno, Purgatorio, Paradiso und kann sich die beschriebenen verstorbenen Gestalten von Ort zu Ort gut einprägen.

Die Loci-Methode bewährt sich im Alltag. Um sie sich anzueignen, braucht es viel Übung. Fast alle Gedächtniskünstler arbeiten mit dieser Methode, um sich in sehr kurzer Zeit viele Informationen zu merken.

Die Methode der Orte wurde von der Antike über das Mittelalter bis in die Neuzeit angewendet und ist eine Kombination von Visualisieren und Assoziieren. Ein Begriff, den man sich merken möchte, wird visualisiert. Dann wird er mit dem Bild eines Ortes verknüpft, bildlich verbunden, assoziiert.

■ **Vorgehen bei der Loci-Methode**

Zunächst stellt man sich einen Weg mit 10 Orten/Plätzen vor: Es kann ein Weg durch die eigene Wohnung sein oder zum Arbeitsplatz, rundherum in einem Zimmer oder »Orte« am eigenen Körper. Aufschreiben und merken! Damit ist das Bild des Ortes schon bereit und das Bild des Begriffes kann augenblicklich dort abgelegt werden. Das verlangt eine rasche Kombinationsgabe, die fluiden Fertigkeiten, die mit dem Altern nachlassen, werden mit dieser Methode trainiert.

(Es können auch mehrere Wege und eine Körperliste »vorbereitet« werden; das erlaubt, mehr als zehn Begriffe zu platzieren.)

Mit der Loci-Methode lassen sich Kommissionenlisten, eine Reihenfolge bestimmter Aufgaben, die erledigt werden müssen, die Stichworte einer Rede oder einzelne Fakten der Tagesschau und der Radionachrichten gut einprägen.

Wenn im Geiste (mental) der Weg abgeschritten wird, können die bildlich vorgestellten Begriffe oder Dinge einfach an den Plätzen (Orten) »abgeholt« werden.

Die Loci-Methode fördert Fantasie und geistige Flexibilität und ist erwiesenermaßen effizient.

Eine gute Vorübung dazu sind die **Paarassoziationen**.

6.4   Paarassoziationen – Lernen von Wortpaaren

Zwei Begriffe werden in einem ganz persönlichen Bild miteinander verknüpft. Je plastischer und exakter die inneren Bilder gelingen, desto leichter können sie abgerufen werden. Wichtig ist dabei, sich keine reinen Gedankenkonstruktionen, sondern reale Bilder vorzustellen (visualisieren)! Bei der Präsentation nur eines Begriffes kann der andere benannt werden.

❯ Die Behaltens-Leistung von Wortpaaren, die durch Assoziieren von Vorstellungsbildern elaboriert (fein ausgearbeitet) werden, ist weitaus besser, als wenn die Wörter inhaltlich (logisch, verbal) verknüpft werden.

Beim Visualisieren setzen wir Bilder bewusst ein. Bildhafte Vorstellungen spielen für das Gedächtnis eine zentrale Rolle. Wirkungsvoller als einzelne Bilder sind bewegte Bilder, die miteinander in Beziehung stehen.

Die meisten Personen tendieren dazu, die Verbindungen logisch herzustellen. Wichtig ist daher, den Unterschied zwischen bildlichen und inhaltlichen Verknüpfungen zu erfassen.

Das ist nicht unbedingt einfach, da vielen ein logisches Elaborieren besser liegt.

Beispiel:

Sie stellen sich zwei vorgegebene Begriffe bildlich vor und verbinden sie zu einem einzigen Bild:

Pfarrer – Essigflasche

Sie sehen den Pfarrer auf die Kirche zuschreiten, unter den Arm hat er eine Essigflasche geklemmt. Der gelbe Schraubverschluss ist vor dem schwarzen Talar gut sichtbar, dick und gelb. Der Talar riecht zudem nach Essig, da aus der schlecht verschlossenen Flasche Flüssigkeit ausgetreten ist.

Je farbiger, bewegter, duftender Ihre Bilder sind, desto besser können Sie sich die Begriffe merken.

Beim Wort Pfarrer kommt Ihnen automatisch **Essigflasche** – und beim Begriff Essigflasche **Pfarrer**– in den Sinn.

■ **Übungen – Merkfähigkeit**

– Übung 1: Paarassoziationen 1 (◨ Abb. 6.1)
– Übung 2: Am Radio gehört (◨ Abb. 6.2)
– Übung 3: Das muss ich einkaufen (◨ Abb. 6.3)
– Übung 4: Paarassoziationen – Bilder im Kopf 2 (◨ Abb. 6.4)
– Übung 5: Seltsame Fische (◨ Abb. 6.5)
– Übung 6: Paarassoziationen – Bilder im Kopf 3 (◨ Abb. 6.6)
– Übung 7: Seltsame Fische (◨ Abb. 6.7)
– Übung 8: Paarassoziationen – Bilder im Kopf 4 (◨ Abb. 6.8)
– Übung 9: Jedes Bild hat seinen Platz 1 (◨ Abb. 6.9)

Merkfähigkeit – Merkfähigkeit üben

Übung 1	Paarassoziationen 1	Seite 1

Paarassoziationen 1
12 Wortpaare

1. Stellen Sie sich Wort 1 und Wort 2 bildlich vor. Verbinden Sie die beiden Bilder miteinander. Wirkungsvoller sind bewegte Bilder.

2. Wenn zu einem späteren Zeitpunkt einer der Begriffe auftaucht, fällt einem der zweite sofort ein.

Stern	Apfel
Klavier	Kamin
Pfarrer	Rose
Schublade	Kirche
Kaffeesatz	Bärlauch
Bäcker	Schraube
Lastwagen	Orchester
Fluss	Wildschwein
Buschmesser	Pullover
Notizheft	Kompost
Tischtuch	Wagenheber
Sicherheitsnadel	Wachmaschine

◻ **Abb. 6.1** Übung 1: Paarassoziationen 1

Merkfähigkeit – Merkfähigkeit üben		
Übung 2	**Am Radio gehört**	**Seite 1**

Am Radio gehört

Die Loci-Methode eignet sich gut, um Gehörtes zu speichern. Haben Sie sich schon einen Weg, wie im Text beschrieben, ausgedacht? Sehen Sie ihn genau vor sich? Das ist die Voraussetzung, um die am Radio gehörten und **visualisierten** Informationen mit den Plätzen zu verbinden.

Merken Sie sich nun folgende Nachrichten:

1. Kleinflugzeug abgestürzt.
2. Velofahrer ohne Licht angehalten.
3. SBB erhöht die Fahrpreise.
4. Umbau des Bahnhofplatzes beplant.
5. Ausstellung im Kunstmuseum sehr gut besucht.
6. Laut Bauernregeln folgt ein nasser Sommer.
7. Das teure Eisbahn-Projekt wird fallen gelassen.
8. Vakanz im Rat: Verschiedene bürgerliche Kandidaten steigen ins Rennen.
9. Wissenschaftler aus aller Welt trafen sich an einem Kongress in Wien.
10. Die neue Ministerin setzt sich für eine familienfreundlichere Personalpolitik ein.

Abb. 6.2 Übung 2: Am Radio gehört

Übung 3	Das muss ich einkaufen	Seite 1

Das muss ich einkaufen

Merken Sie sich die unten stehende Einkaufsliste. Vielleicht liegen Ihnen logische Verknüpfungen besser, als das Visualisieren. Ordnen Sie die Gegenstände Oberbegriffen zu. Damit teilen Sie die lange Liste in Gruppen ein. Wie viele Gruppen erhalten Sie? Das kommt auf Ihre Auswahl von Oberbegriffen an.

Ein Pfund Brot

Ein Liter Milch

Ein Paar Handschuhe

200 g Emmentaler Käse

Ein Sofakissen

Einen Blumenstrauß

Ein Träger Bier

Ein blaues T-Shirt

100 g Butter

Eine Tafel Schokolade

Eine Sonnenbrille

Eine neue Bratpfanne

Einen Regenhut

Acht Wassergläser

Ein Pack rote Papierservietten

Gefrierbeutel

Eine Küchenschere

Einen Messlöffel

Eine Wolldecke

Ein paar warme Socken

Tipp für den Alltag: Wenn Sie das Geschäft, indem Sie einkaufen, gut kennen, wissen Sie auch genau, wo die Gegenstände, die Sie einkaufen wollen zu finden sind. Sie sehen die Regale vor sich. Erstellen Sie die Einkaufsliste nach dem Weg, den Sie im Geschäft normalerweise gehen. Das ist die Loci-Methode, die Sie schon längst praktizieren: Bild eines Gegenstandes mit dem Bild eines Ortes verknüpfen.

◻ **Abb. 6.3**   Übung 3: Das muss ich einkaufen

Merkfähigkeit – Merkfähigkeit üben

Übung 4	Paarassoziationen – Bilder im Kopf 2	Seite 1

Paarassoziationen – Bilder im Kopf 2

Wie hieß der zweite Begriff?

Stern	
Klavier	
Pfarrer	
Schublade	
Kaffeesatz	
Bäcker	
Lastwagen	
Fluss	
Buschmesser	
Notizheft	
Tischtuch	
Sicherheitsnadel	

Abb. 6.4 Übung 4: Paarassoziationen – Bilder im Kopf 2

Merkfähigkeit – Merkfähigkeit üben/Visuell -räumliche Vorstellung

Übung 5	Seltsame Fische	Seite 1

Seltsame Fische

Merken Sie sich die verschiedenen Fische und ihre Position (die Nummerierung ist hilfreich). Welche Strategie wollen Sie anwenden, um sich die seltsamen Fische zu merken? Sie können sich z. B. bei jedem Fisch ein besonderes Merkmal heraussuchen und merken (eine Flosse, die Form des Mundes, das Muster auf dem Leib).

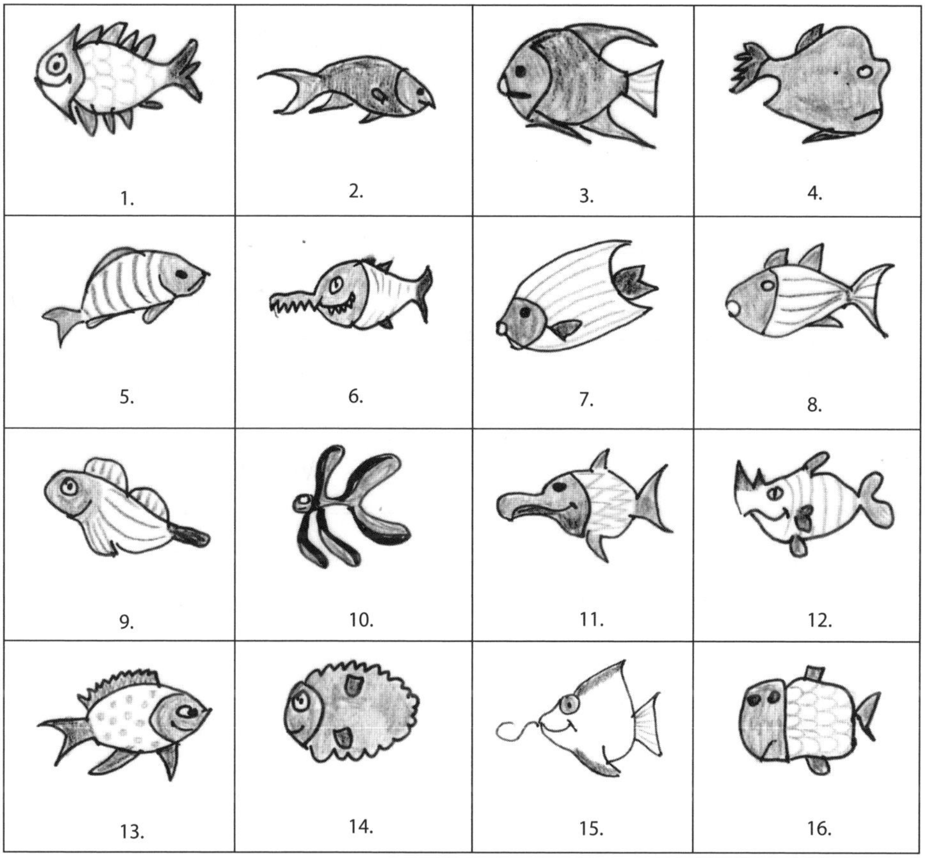

Auf einer der nächsten Seiten sind einige Fische anders positioniert. Wenn Sie sich die Fische mit einem besonderen Merkmal gut gemerkt haben, werden Sie sie auch an den neuen Plätzen finden.

Abb. 6.5 Übung 5: Seltsame Fische

Übung 6	Paarassoziationen – Bilder im Kopf 3	Seite 1

Paarassoziationen – Bilder im Kopf 3

Wie hieß der erste Begriff?

	Apfel
	Kamin
	Rose
	Kirche
	Bärlauch
	Schraube
	Orchester
	Wildschwein
	Pullover
	Kompost
	Wagenheber
	Wachmaschine

◻ **Abb. 6.6**   Übung 6: Paarassoziationen – Bilder im Kopf 3

Merkfähigkeit – Merkfähigkeit üben/Visuell-räumliche Vorstellung

Übung 7	**Seltsame Fische**	**Seite 1**

Seltsame Fische

Haben Sie sich die Fische gut gemerkt? Vier Fische haben ihren Platz gewechselt? Welche sind es? Vergleichen Sie mit der vorhergehenden Seite.

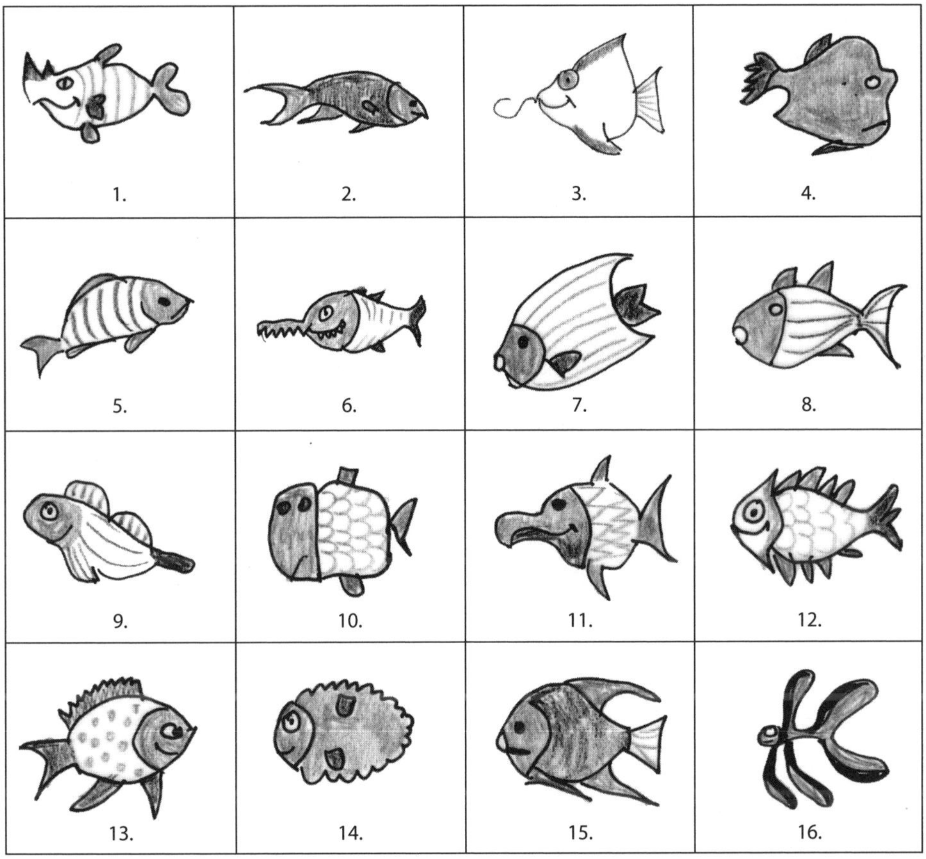

Abb. 6.7 Übung 7: Seltsame Fische

6

Merkfähigkeit – Merkfähigkeit üben/Visuell-räumliche Vorstellung		
Übung 7	**Seltsame Fische**	**Seite 2**

Fisch mit	**jetzt auf**
	Platz
	Platz
	Platz
	Platz

◻ Abb. 6.7 Fortsetzung

Übnug 8	Paarassoziationen – Bilder im Kopf 4	Seite 1

Paarassoziationen – Bilder im Kopf 4

Wie hieß der zweite Begriff? Die Wörter sind anders angeordnet.

Notizheft	
Pfarrer	
Stern	
Tischtuch	
Klavier	
Kaffeesatz	
Schublade	
Sicherheitsnadel	
Buschmesser	
Bäcker	
Lastwagen	
Fluss	

◻ **Abb. 6.8** Übung 8: Paarassoziationen – Bilder im Kopf 4

| Übung 9 | Jedes Bild hat seinen Platz 1 | Seite 1 |

Jedes Bild hat seinen Platz 1

Merken Sie sich die Position der Bilder. Welche Strategie wollen Sie einsetzen?

In einer späteren Aufgabe werden Sie nach den Positionen der Bilder gefragt.

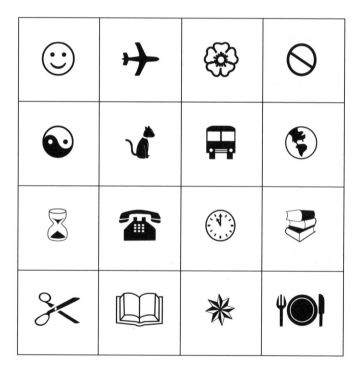

■ **Abb. 6.9**   Übung 9: Jedes Bild hat seinen Platz 1

- Übung 10: Paarassoziationen – Bilder im Kopf
  5 (■ Abb. 6.10)
- Übung 11: Jedes Bild hat seinen Platz 2
  (■ Abb. 6.11)
- Übung 12: Kinder und Tiere auf dem Bauern-
  hof 1 (■ Abb. 6.12)
- Übung 13: Verschiedene Bäume 1 (■ Abb. 6.13)
- Übung 14: Kinder und Tiere auf dem Bauern-
  hof 2 (■ Abb. 6.14)
- Übung 15: Verschiedene Bäume 2 (■ Abb. 6.15)
- Übung 16: Namen (■ Abb. 6.16)
- Übung 17: Herkunft der Namen (■ Abb. 6.17)
- Übung 18: Zahlen und Ziffern merken
  (■ Abb. 6.18)

Merkfähigkeit – Merkfähigkeit üben		
Übung 10	Paarassoziationen – Bilder im Kopf 5	Seite 1

Paarassoziationen – Bilder im Kopf 5

Wie hieß der erste Begriff? Die Wörter sind anders angeordnet.

	Kompost
	Apfel
	Bärlauch
	Kamin
	Orchester
	Rose
	Wildschwein
	Kirche
	Schraube
	Wachmaschine
	Pullover
	Wagenheber

Abb. 6.10 Übung 10: Paarassoziationen – Bilder im Kopf 5

Merkfähigkeit – Merkfähigkeit üben/Visuell-räumliche Vorstellung

| Übung 11 | Jedes Bild hat seinen Platz 2 – Aufgabe | Seite 1 |

Jedes Bild hat seinen Platz 2

Zeichnen Sie die Bilder, deren Position Sie sich gemerkt haben, in die grauen Felder ein.

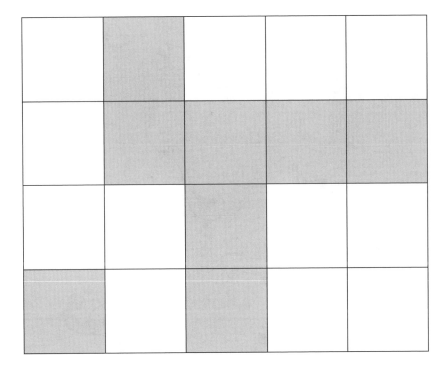

Vergleichen Sie mit dem Quadrat auf einer der vorderen Seiten.

Abb. 6.11 Übung 11: Jedes Bild hat seinen Platz 2

Merkfähigkeit – Merkfähigkeit üben

| Übung 12 | Kinder und Tiere auf dem Bauernhof 1 | Seite 1 |

Kinder und Tiere auf dem Bauernhof 1

Merken Sie sich die Tiere und Kinder.

Welche Strategie möchten Sie anwenden?

Die Geschichtenmethode eignet sich hier gut. Personen und Tiere werden in eine Geschichte

eingebunden, die z. B. so beginnen könnte: Max klemmt seinen Ball unter den Arm und beobachtet den

Vogel am Boden. Neben ihm… Auf der übernächsten Seite fehlen einige Kinder und Tiere, einige andere

kommen dazu.

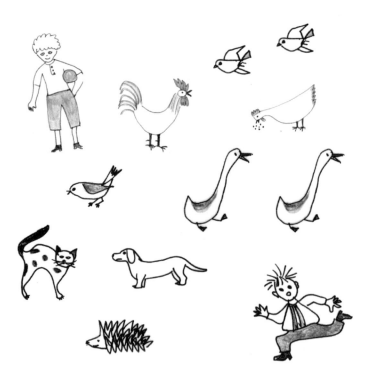

◻ **Abb. 6.12**   Übung 12: Kinder und Tiere auf dem Bauernhof 1

Verschiedene Bäume 1

Noch eine Merkfähigkeitsübung. Hier merken Sie sich die verschiedenen Bäume. Auf der übernächsten

Seite sind die Bäume anders angeordnet, einige fehlen und neue sind dazugekommen. Wählen Sie eine

Strategie, die Ihnen entspricht. Eignet sich die Geschichtenmethode? Oder wollen Sie sich lieber

besondere Merkmale aussuchen? Einigen Personen liegt es besser, sich die räumliche Anordnung zu

merken.

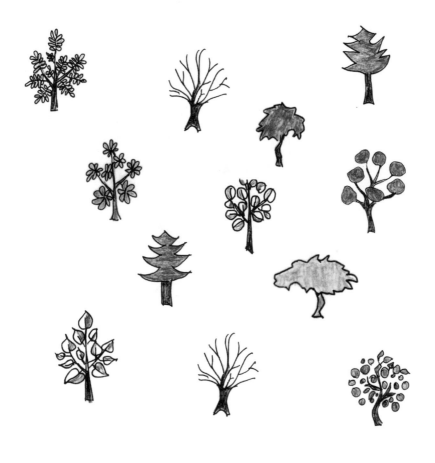

◻ **Abb. 6.13**   Übung 13: Verschiedene Bäume 1

Merkfähigkeit −− Merkfähigkeit üben

| Übung 14 | Kinder und Tiere auf dem Bauernhof 2 | Seite 1 |

Kinder und Tiere auf dem Bauernhof 2

Was ist im Vergleich zum ersten Bild anders?

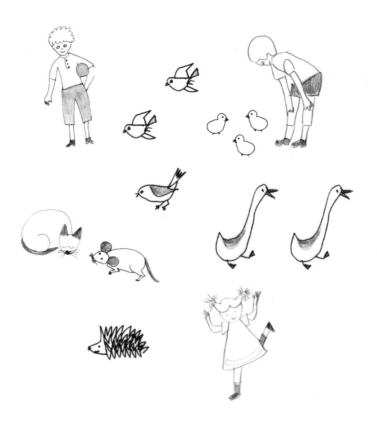

| **Es fehlen:** | |
| **Neu sind:** | |

◻ **Abb. 6.14**   Übung 14: Kinder und Tiere auf dem Bauernhof 2

Merkfähigkeit – Merkfähigkeit üben/Räumliches Vorstellungsvermögen		
Übung 15	Verschiedene Bäume 2	Seite 1

Verschiedene Bäume 2

Was ist im Vergleich zum ersten Bild anders?

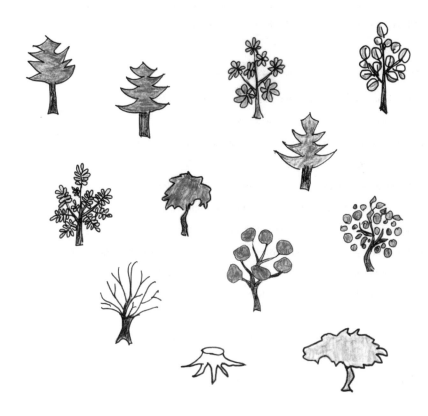

Es fehlen:	
Neu sind:	

◘ **Abb. 6.15**   Übung 15: Verschiedene Bäume 2

Namen

Haben Sie ein schlechtes Namengedächtnis? Dann sind Sie in bester Gesellschaft!

Namen sind **abstrakt.** Eigennamen haben keine Bedeutung. Individuen tragen einen Namen; der bezeichnet oder benennt aber keine Attribute oder Eigenschaften, die diesen Individuen zugeordnet werden können. Begegne ich einem Bekannten, erkenne ich ihn zuerst über den visuellen Eindruck. Danach kommen mir sonstige Informationen in den Sinn, zum Beispiel sein Beruf, oder wo ich ihn kennen gelernt habe, vielleicht auch wo er wohnt usw. Erst zuletzt kommt mir eventuell der Name in den Sinn. Der umgekehrte Fall, dass ich mich nur an den Namen erinnern kann, kommt praktisch nie vor.

Tipps für den Alltag: Wie können Namen besser behalten werden?

1. Aufmerksam und konzentriert sein, **bewusst** zuhören beim Vorstellen.
2. Nachfragen, wenn der Name nicht richtig verstanden wurde.

   Den Namen wiederholen und fragen, ob er richtig ausgesprochen wurde, damit gewinnen Sie Zeit, um den Namen zu memorieren.

   Den Namen im Laufe des Gesprächs ein paar Mal **wiederholen.**
3. Wenn Sie einen Namen nicht gerade finden, verkrampfen Sie sich nicht.

   Beginnen Sie ein Gespräch. Der Name fällt Ihnen plötzlich wieder ein.

   Oder nennen Sie Ihren Namen, meistens nennt die andere Person ihren eigenen Namen auch.

   Falls der Name Ihnen gar nicht einfällt, fragen Sie ruhig danach.
4. Falls Sie jemanden mit dem gleichen Namen kennen, die beiden Personen miteinander in Verbindung bringen, miteinander »verknüpfen« (zu einem »Gruppenbild«).
5. Sich optisch oder akustisch etwas Auffälliges merken (Kinnform, Nase, Haare, Brille oder Stimme, Ausdrucksweise, Haltung, die Art zu gehen).
6. Den Namen im Kopf in ein Bild umsetzen (Herr Steiner klopft Steine im Steinbruch).
7. Vielleicht fällt Ihnen ein passender Reim zum Namen ein:

   Frau Meier – kauft Eier.
8. Oder Sie denken über die Herkunft des Namens nach: Herr Pfister formt eine Brezel (Pfister sagte man früher den Bäckern).

▣ **Abb. 6.16** Übung 16: Namen

Übung 16	Namen	Seite 2

Hier zur Information ein Auszug aus »Kleine Namenkunde« (Sommer 1944).

Ursprünglich hatte jeder Mensch nur einen Namen.

- Die im Namen ausgedrückten Eigenschaften sollen sich dem Träger mitteilen: Freudenreich, Gottlieb.
- Nach der Christianisierung kamen biblische, lateinische, griechische Namen auf.
- Nahe Verwandte hatten gleiche Namensanlaute:
  - Gunter, Gernot, Giselher
  - Siegfried, Siegmund, Siegelinde
- Oder gleichen Auslaut:
  - Engilbert, Wicbert
  - Sindiperga, Radalperga, Adalperga

Bis zum 12. Jahrhundert kam man mit einem Namen für jede Person aus, das Land war dünn besiedelt. Mit wachsender Bevölkerung entwickelten sich in der Folge die Zunamen.

Zuerst leiteten die standesbewussten Adeligen Namen von der Burg oder dem Stammsitz ab. Einige Jahrhunderte später legten sich selbstbewusste städtische Handwerker und Bürger Familiennamen zu.

Zuletzt an der Schwelle der Neuzeit führten auch die Bauern die neue Sitte der Geschlechtsnamen ein.

Veränderungen in lautlicher und orthographischer Hinsicht waren häufig:

- Anpassung an neue Mundart (bei Umzug in fremdes Gebiet)
- Orthographiefehler (Miller, Müller, Möller – Schmid, Schmidt, Schmitt)
- Abschleifen, Beseitigung schwieriger Laute wie R und L (Udo = Rudolf)

Vier Gesichtspunkte zur Bildung von Familiennamen:

1. Nach dem Vornamen des Vaters, seltener der Mutter: Werner, Peter, Anneler
2. Nach Wohnstätte oder Herkunft: Berger, Bachmann, Auer, Zürcher
3. Nach einem auffallenden körperlichen oder geistigen Merkmal (Spitzname, Übername = wesentlicher Teil des schweizerischen Namensbestandes): Kropf, Lang, Muggli
4. Nach Beruf oder Amt: Beck, Wagner, Gerber, Ammann

◻ **Abb. 6.16** Fortsetzung

Übung 17	Herkunft der Namen	Seite 1

Herkunft der Namen

Familiennamen sind entstanden

1. Nach dem Vornamen des Vaters oder der Mutter
2. Nach Wohnstätte oder Herkunft
3. Nach einem auffallenden körperlichen oder geistigen Merkmal
4. Nach Berufen oder Amt

Versuchen Sie herauszufinden, zu welcher dieser 4 Kategorien die folgenden Schweizer Namen gehören

(in weiteren deutschsprachigen Regionen sind zum Teil andere Namen üblich):

Venner		Kröpfli	
Tobler		Brönnimann	
Neeser		Fontana	
Pfister		Dürr	
Wille		Wehrli	
Regli		Aellen	
Oesch		Räss	
Roderer		Brunner	
Anneler		Minder	
Hänni		Märkli	
Uhlmann		Dietschi	
Vogt		Wacker	

◘ **Abb. 6.17**   Übung 17: Herkunft der Namen

Übung 18	Zahlen und Ziffern merken	Seite 1

Zahlen und Ziffern merken
Einige Tipps

1. Rhythmisieren: Wenn wir eine Telefonnummer nennen, zählen wir (im deutschen Sprachraum) die einzelnen Ziffern automatisch nicht einzeln auf. Die Ziffern können zu 3-er und 2-er Gruppen zusammengefasst werden, damit wird eine elfstellige Nummer besser behalten.

   Beispiel: 31448713836
   31 – 44 – 871 – 38 – 36

   Elf Ziffern sind so auf fünf Merkeinheiten reduziert.

2. Mathematische Besonderheiten: Um sich Dreier- und Zweiergruppen besser zu merken, ist es oft hilfreich, die Zahlen auf mathematische Besonderheiten zu überprüfen.

   Etwa so: 3+1= 4
   $4 + 4 = 8$
   $8 = 7 + 1$ usw.

3. Persönliche Beziehungen suchen: Neue Informationen mit Bekanntem zu verknüpfen, ist eine bewährte Gedächtnisstrategie. Die Zahlen einer Telefonnummer (+44 156 52 99), die gemerkt werden sollen, könnten vielleicht zu persönlichen Daten einen Bezug haben.
   Beispiel: 44 = meine Schuhgröße – 156 = meine Hausnummer – 52 = meine Konfektionsgröße – 99 = der Jahrgang meines Kindes. Oft ist das natürlich nur ansatzweise möglich.
   Andere Beziehungen:
   Festtage, z. B. 24 = Heiligabend, Monate des Jahres, wichtige geschichtliche Daten usw.

4. Auf dem Telefon sind die Ziffern in einem festen Muster angeordnet.

1	2	3
4	5	6
7	8	9
*	0	#

   – Jedes Eintippen einer Zahl, ergibt ein typisches Bewegungsmuster, das Sie sich merken können.

   – Falls beim Tippen ein Ton erklingt, merken Sie sich die sich ergebende Melodie.

5. Zahlenbilder, eine mnemotechnische Assoziationstechnik:
   siehe http://de.wikipedia.org/wiki/Zahl-Form-SystemZahlen

◻ **Abb. 6.18** Übung 18: Zahlen und Ziffern merken

Sprache

Mit der Sprache verarbeiten und konsolidieren wir Informationen und Erfahrungen. Mit ihr geben wir unsere Meinungen, Bedürfnisse und Anweisungen, unsere Freuden und Ängste bekannt. Die Sprache ist unser wichtigstes Kommunikationsmittel.

Anforderungen des Alltags werden mit Sprachgewandtheit besser bewältigt. Deshalb ist es wichtig, durch Sprach- und Wortfindungsübungen die eigene Ausdrucksfähigkeit zu pflegen und den Wortschatz zu erweitern. Den treffenden Ausdruck suchen, auf genaue Wortfindung achten, bereichert nicht nur die eigene Sprache, es hilft auch, Missverständnisse und Fehlentscheide zu vermeiden.

Sich mit Sprache beschäftigen – lesen, diskutieren und schreiben – stimuliert in hohem Maße das Gehirn. Die geistige Vitalität und Flexibilität wird damit erhalten und gefördert.

Vor allem aber lesen! lesen! lesen!

- **Übungen – Sprache**
- Übung 1: Überall Ball (◼ Abb. 7.1)
- Übung 2: Sprichwörter – Redewendungen (◼ Abb. 7.2)
- Übung 3: Wortschatz des Imkers (◼ Abb. 7.3)
- Übung 4: Geheimschrift 1 (◼ Abb. 7.4)
- Übung 5: Geheimschrift 2 (◼ Abb. 7.5)
- Übung 6: Geheimschrift 3 (◼ Abb. 7.6)
- Übung 7: Augen, meine lieben Fensterlein (◼ Abb. 7.7)
- Übung 8: Begriffe rund um Steine (◼ Abb. 7.8)
- Übung 9: Rund um den Punkt (◼ Abb. 7.9)
- Übung 10: Aus dem Wortschatz des Meteorologen (◼ Abb. 7.10)
- Übung 11: Deutsch (◼ Abb. 7.11)
- Übung 12: Akrostichon 1 (◼ Abb. 7.12)
- Übung 13: Akrostichon 2 (◼ Abb. 7.13)
- Übung 14: Akrostichon 3 (◼ Abb. 7.14)
- Übung 15: Akrostichon 4 (◼ Abb. 7.15)
- Exkurs: Sprachwandel (◼ Abb. 7.16)
- Übung 16: Neue Wörter entstehen (◼ Abb. 7.17)

| Übung 1 | Überall Ball | Seite 1 |

Überall Ball

In allen gesuchten Begriffen steckt ein Ball.

					B	A	L	L				
1.					B	A	L	L				
2.					B	A	L	L				
3.					B	A	L	L				
4.					B	A	L	L				
5.					B	A	L	L				
6.					B	A	L	L				
7.					B	A	L	L				
8.					B	A	L	L				
9.					B	A	L	L				
10.					B	A	L	L				
11.					B	A	L	L				

1. Um ihn dreht es sich bei einem beliebten Sport.

2. Hier wird getanzt.

3. Das ist ein episch-dramatisches Gedicht.

4. Wer getroffen ist, muss absitzen.

5. Der kann fliegen.

6. Da wird viel geschossen.

7. Sie tanzt auf den Fußspitzen.

8. Dieser Wettkampf wird nicht mit den Füßen ausgetragen.

9. Manchmal muss man ihn abwerfen.

10. Er muss sich häufig bücken.

11. Das ist die Lehre von der Bewegung geschleuderter oder geschossener Körper.

◘ **Abb. 7.1** Übung 1: Überall Ball

Sprache – Formulieren, Sprachwissen aktivieren		
Übung 2	Sprichwörter – Redewendungen	Seite 1

Sprichwörter – Redewendungen

Umschreiben Sie mit anderen Worten,
was die Sprichwörter und Redewendungen aussagen

1. Es ist noch kein Meister vom Himmel gefallen.	
2. Er hat noch ein Ass im Ärmel.	
3. Kommt Zeit, kommt Rat.	
4. Erst die Arbeit, dann das Vergnügen.	
5. Die Wahrheit ist ein selten Kraut, noch seltener, wer es gut verdaut.	
6. Am Nest kann man sehen, was für ein Vogel darin wohnt.	
7. Wes Brot ich ess', des Lied ich sing.	
8. Der Schuster hat die schlechtesten Schuhe.	
9. Raste nie, doch haste nie!	
10. Übung macht den Meister.	

◘ **Abb. 7.2**   Übung 2: Sprichwörter – Redewendungen

| Übung 3 | Aus dem Wortschatz des Imkers | Seite 1 |

Aus dem Wortschatz des Imkers

Formulieren Sie, was unter den Begriffen in unten stehender Tabelle zu verstehen ist.

Kennen Sie diese Begriffe?	Umschreibung
Rundmade	
offene Brut	
gedeckelte Brut	
Streckmade / Puppenhemd	
Buckelbrut	
Weisel	
Weiselzelle	
drohnenbrütig	
Drohnenmütterchen	
Schwarmtraube	
Spurenbienen	
blumenstet	
Rundtanz	
Schwänzeltanz	
sterzeln	
Varroamilbe	

◻ **Abb. 7.3**   Übung 3: Wortschatz des Imkers

Sprache – Wortfindung, Sprachgefühl, logische Denken, Konzentration		
Übung 4	Geheimschrift 1	Seite 1

Geheimschrift 1

Zum Entschlüsseln dieser Geheimschrift werden keine Buchstaben angegeben. Es hilft uns, wenn wir wissen, dass in deutschen Texten etwa jeder fünfte Buchstabe ein E, der zweihäufigste ein N ist, vielfach sind die N am Ende eines Wortes zu finden. Die J, Q, X und Y kommen selten vor. Auf die Spur helfen uns die kurzen Wörter »der«, »die«, »das«, »in«, »so«, »und«, »wer«, »wo« usw.

Können Sie die verschlüsselten Zeilen von Maurice Chevalier dechiffrieren?

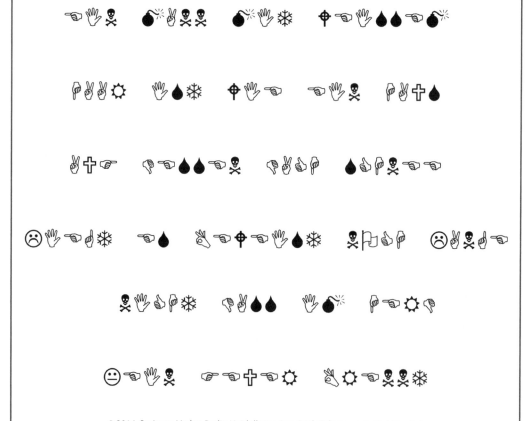

◻ **Abb. 7.4**   Übung 4: Geheimschrift 1

Sprache – Wortfindung, Sprachgefühl, logische Denken, Konzentration		
Übung 5	Geheimschrift 2	Seite 1

Geheimschrift 2

Zum Entschlüsseln dieser Geheimschrift werden keine Buchstaben angegeben. Es hilft uns, wenn wir wissen, dass in deutschen Texten etwa jeder fünfte Buchstabe ein E, der zweihäufigste ein N ist, vielfach sind die N am Ende eines Wortes zu finden. Die J, Q, X und Y kommen sehr selten vor. Auf die Spur helfen uns die kurzen Wörter »der«, »die«, »das«, »in«, »so«, »und«, »wer«, »wo« usw.

Können Sie die verschlüsselten Zeilen von Jacques Tati dechiffrieren?

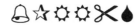
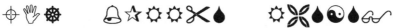

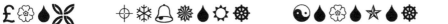

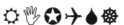
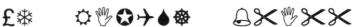

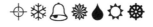
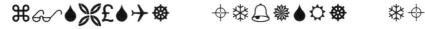

▪ Abb. 7.5   Übung 5: Geheimschrift 2

Sprache – Wortfindung, Sprachgefühl, logische Denken, Konzentration		
Übung 6	Geheimschrift 3	Seite 1

Geheimschrift 3

Zum Entschlüsseln dieser Geheimschrift werden keine Buchstaben angegeben. Es hilft uns, wenn wir wissen, dass in deutschen Texten etwa jeder fünfte Buchstabe ein E, der zweihäufigste ein N ist, vielfach sind die N am Ende eines Wortes zu finden. Die J, Q, X und Y kommen sehr selten vor.
Auf die Spur helfen uns die kurzen Wörter »der«, »die«, »das«, »in«, »so«, »und«, »wer«, »wo« usw.

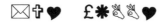

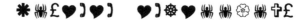

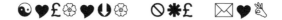

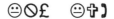

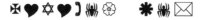

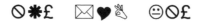

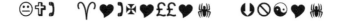

◾ **Abb. 7.6**   Übung 6: Geheimschrift 3

Übung 7	Augen, meine lieben Fensterlein	Seite 1

Augen, meine lieben Fensterlein

Welche Redewendungen sind hier umschrieben?

Altes Rechtsprinzip, auch in der Bibel.	
Etwas stört sehr.	
Eine Sache geht für jemanden glimpflich aus.	
Mit jemandem nachsichtig sein.	
Jemand durchschaut plötzlich alles.	
Ganz gut aufpassen.	
Sich mehr auf den Teller tun als man essen kann.	
Sehr müde sein.	
Ungewöhnlich gut sehen können.	

◼ **Abb. 7.7** Übung 7: Augen, meine lieben Fensterlein

Übung 8	Begriffe rund um Steine	Seite 1

Begriffe rund um Steine

Formulieren Sie, was unter den Begriffen in unten stehender Tabelle zu verstehen ist.

Kennen Sie diese Begriffe?	Beschreibung
Asteroid	
Meteorit	
Fossil	
Schalenstein	
Brillant/Diamant	
Teufelsstein	
Chindlistein	

◻ **Abb. 7.8**   Übung 8: Begriffe rund um Steine

Rund um den Punkt

Suchen Sie Begriffe, in denen das Wort PUNKT vorkommt.

Den macht man jemandem klar.	
Der wird gesetzt.	
Hier brennt's.	
Der ist schwierig zu lösen.	
Hier verflüssigen sich feste Stoffe bei Erwärmung.	
Bis hier geht es gut.	
Ein Satzzeichen.	
Das Entscheidende, Wesentliche.	
Ansichtssache.	
Jetzt ist genug.	
Der tut weh.	
Dieser Punkt ist gut befestigt.	
Da kommt man nicht weiter.	
Weiter geht's nicht.	
Da treffen sich parallele Linien.	
Zur rechten Zeit.	
So ist es.	
Von hier aus geht es los.	

Abb. 7.9 Übung 9: Rund um den Punkt

Sprache – Wortfindung, Wortschatz aktivieren, Sprachgefühl		
Übung 9	**Rund um den Punkt**	**Seite 2**

Fallen Ihnen weitere Begriffe ein?

◘ **Abb. 7.9**   Fortsetzung

Sprache – Wortschatz aktivieren, Wortschatz erweitern, Formulieren

Übung 10	Aus dem Wortschatz des Meteorologen	Seite 1

Aus dem Wortschatz des Meteorologen

Formulieren Sie, was unter den Begriffen in unten stehender Tabelle zu verstehen ist.

Kennen Sie diese Begriffe?	Umschreibung
Kalmen	
Rossbreiten	
Fronten	
Okklusion	
Hektopascal	
Beaufort	
Hurrikan	
Zyklon	
Taifun	
Willy-Willy	
Tornado	

Abb. 7.10 Übung 10: Aus dem Wortschatz des Meteorologen

Deutsch

Deutsch ist die offizielle Sprache in Deutschland, Österreich, in der Schweiz, im Südtirol, dem Fürstentum Lichtenstein, in Luxemburg und in Ostbelgien. Die kulturellen und politischen Unterschiede dieser verschiedenen Gebiete führen zu zahlreichen Variationen im Wortschatz. Teutonismen (Deutschland), Austriazismen (Österreich), Helvetismen (Schweiz) gelten in der Sprachwissenschaft als vollwertige hochsprachliche Ausdrucksweisen. Können Sie die folgenden Begriffe als »Teutonismen«, »Austriazismen«, »Helvetismen« identifizieren?

Apfelsine	
Estrich	
Lavabo	
fesch	
Camion	
Fiaker	
Fleischhauer	
gschmackig	
Sprudel	
Sackmesser	
Bürgersteig	
Frittaten	
Fürsprecher	
Türfalle	
Gardine	
selchen	
Velo	
lecker	
deftig	
bohnern	
Götti	
Pellkartoffel	
Karfiol	
Goal	
Paradeiser	

■ **Abb. 7.11**   Übung 11: Deutsch

Übung 12	Akrostichon 1	Seite 1

Akrostichon 1

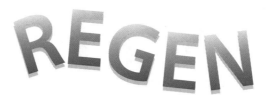

Suchen Sie zu jedem Buchstaben des Wortes Regen ein Wort.

Die Wörter sollten hintereinander gelesen einen Satz ergeben.

R

_____

E

_____

G

_____

E

_____

N

_____

☐ **Abb. 7.12**   Übung 12: Akrostichon 1

Sprache – Wortfindung, Fantasie, Konzentration

Übung 13	Akrostichon 2	Seite 1

Akrostichon 2

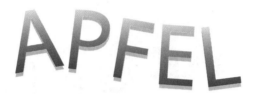

Suchen Sie zu jedem Buchstaben des Wortes Apfel ein Wort.

Die Wörter sollten hintereinander gelesen einen Satz ergeben.

A

_____

P

_____

F

_____

E

_____

L

_____

Abb. 7.13   Übung 13: Akrostichon 2

Übung 14	Akrostichon 3	Seite 1

Akrostichon 3

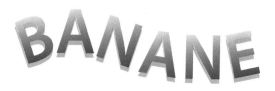

Suchen Sie zu jedem Buchstaben des Wortes Bananeein Wort.

Die Wörter sollten hintereinander gelesen einen Satz ergeben.

B

_____

A

_____

N

_____

A

_____

N

_____

E

_____

◨ **Abb. 7.14**   Übung 14: Akrostichon 3

Sprache – Wortfindung, Fantasie, Konzentration

Übung 14	Akrostichon 4	Seite 1

Akrostichon 4

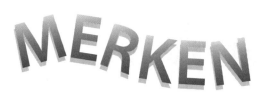

Suchen Sie zu jedem Buchstaben des Wortes Merken ein Wort.

Die Wörter sollten hintereinander gelesen einen Satz ergeben.

M

_____

E

_____

R

_____

K

_____

E

_____

N

_____

Abb. 7.15   Übung 15: Akrostichon 4

Sprache –Sprachverständnis, Wissen erweitern

Information	Exkurs: Sprachwandel	Seite 1

Exkurs: Sprachwandel

Sprache wandelt sich ständig und bleibt lebendig (Sommer 1945).

Goethe: »Die Muttersprache zugleich reinigen und bereichern, ist das Geschäft der besten Köpfe.«

Verändern kann sich z. B. mit der Zeit die Bedeutung eines Wortes. Neue Wörter entstehen, weil sich Zivilisation, Kultur und Technik weiterentwickeln (siehe »Wörter des 20. Jahrhunderts« in Kapitel »Induktive Denkaufgaben«).

Blick zurück:

Zur Reformationszeit, als Luther die Bibel ins Deutsche übersetzte, waren folgende Ausdrücke dem Schweizer fremd und wurden von Adam Petri, einem Basler Buchdrucker, in einem Wortregister erklärt. Beispiele: Blüte, bang, beben, besudeln, betagt, brausen, prüfen, darben, eitel, Feuereifer, flehen, fühlen, gedeihen, Gefäß, Getreide, usw.

Die Handwerkersprache bereicherte das Deutsche durch folgende Wörter: Kittchen (Gefängnis), Walz (Wanderschaft), Stift (Lehrbursche).

Der Soldatensprache entstammen die Ausdrücke: Parole, Alarm, mustern, Trommelfeuer.

Vom mundartlichen Sprachgebrauch wurden aufgenommen: Kluft (Kleidung), Klappe (Bett) u.a.

Philipp von Zesen (1619-1689), Joachim Heinrich Campe (1746-1818) und Ludwig Jahn (1778-1852) sind als große Sprachreiniger in die Geschichte eingegangen. Ihnen verdanken wir gute Verdeutschungen von Fremdwörtern. Ihre Bemühungen wurden zwar anfänglich bekämpft, zerzaust, belacht und verspottet. Die Einwände waren, das Neuwort decke sich nicht mit dem Fremdwort oder es sei nicht logisch, also falsch gebildet.

Heute gehören diese Wörter zu unserem Wortschatz, wir brauchen sie mit großer Selbstverständlichkeit.

Abb. 7.16 Exkurs: Sprachwandel

Neue Wörter entstehen

Errungenschaften der Technik, Veränderungen der Kultur machen nicht Halt vor den Grenzen der Länder. So gehen auch Namen und Begriffe von Land zu Land. Heute ist es an der Tagesordnung, im Alltag viele englische Ausdrücke zu benutzen. In früheren Jahrhunderten fanden französische Wörter Eingang in unsere Sprache. Die unten stehenden Beispiele wurden erfolgreich durch Ableitungen oder Zusammensetzungen »verdeutscht« (Sommer 1945).

Setzen Sie den deutschen Ausdruck ein:

	Deutsch
Observatorium	
Motiv	
Karikatur	
traitable	
Moment	
Horizont	
Autor	
Kontrakt	

Finden Sie auch für die folgenden Ausdrücke das deutsche Wort:

	Deutsch
Aviatik	
Aeroplan	
Aerodrom	
Aeronautik	
Aviatiker	

Sprachliche Neuschöpfungen haben oft einen lautmalerischen Ursprung. Umschreiben Sie:

blubbern	
bullern	
mähen	
nutschen	
sirren	

◘ **Abb. 7.17**   Übung 16: Neue Wörter entstehen

Übung 16	Neue Wörter entstehen	Seite 2

Anglizismen

Das Internet wird von der englischen Sprache beherrscht. Bei den Wissenschaftlern hat Englisch das Latein abgelöst, in der Wirtschaft wird fast nur englisch gesprochen. Anglizismen haben sich etabliert. Eine Gruppe von Sprachforschern sieht darin statt einer Bedrohung eine Bereicherung.

Jugendsprache

Unter diesem Begriff versteht man Sprechweisen, sprachliche Muster und Merkmale, die von unterschiedlichen Gruppen von Jugendlichen zu verschiedenen Zeiten, von verschiedenen Altersstufen und unter verschiedenen Bedingungen verwendet werden (100% Jugendsprache 2014).

Babo ist das Jugendwort des Jahres 2013

Kennen Sie unten stehenden Ausdrücke aus der »Jugendsprache« und was damit gemeint ist?

Babo	
Naturwollsocken	
Amöbenhirn	
ist mir Wayne!	
Maul	
Tee	
Zweitwohnung	
Vertreterschal	
aufpimpen	
guttenbergen	
Läppi	
Zickenrumble	
mensen	
resetten	

Was ist mit diesen Abkürzungen gemeint?

BFF	
OMG	
GuK	
3n	
Rumia	

◘ **Abb. 7.17** Fortsetzung

Räumliche Wahrnehmung und Vorstellung

⟫ Übungen zur räumlichen Wahrnehmung und Vorstellung trainieren die fluide Intelligenz.

Vielfach ist uns gar nicht bewusst, wie stark unser Alltag von räumlichen Fähigkeiten geprägt ist. Wir öffnen die Türe zu einem Raum und erkennen sofort, ob wir einen Saal oder eine kleine Kammer vor uns haben, weil wir gelernt haben, Distanzen zu schätzen und Proportionen zu erkennen. So können wir auch abschätzen, ob ein Graben mit einem Schritt überquert werden kann oder nicht. Beim Tischdecken wissen wir genau, dass die Gabel links vom Teller und das Messer rechts zu liegen kommt. Wir lesen korrekt, weil wir die räumliche Anordnung von Wörtern in unserer Sprache kennen, und wir wissen, wie viel Uhr es ist, wir kennen ja die Uhrzeigerrichtung. Wir erkennen, aus welcher Richtung sich nähernde Schritte kommen und ob eine Person hinter oder neben uns spricht.

Der Begriff »Räumliche Fähigkeiten« umfasst unterschiedliche Anforderungen.

Die Orientierung im realen Raum, das »Lesen« einer technischen Zeichnung, das Erinnern einer Landschaft oder der Vergleich geometrischer Muster sind unterschiedliche räumliche Fähigkeiten. Ein Architekt kann sich beim Lesen eines Planes den dreidimensionalen Raum vorstellen, ist aber unter Umständen recht hilflos, wenn er sich in einer fremden Stadt zurechtfinden soll. Die Taxifahrerin kennt alle Wege und Quartiere ihrer Stadt, hat aber keine Ahnung, wie sie ab Plan ihre neue Wohnung möblieren soll.

Räumlich-visuelle Vorstellungen unterstützen zudem unser Arbeitsgedächtnis. Wir brauchen dazu den »räumlich-visuellen Skizzenblock«, ein Untersystem des Arbeitsgedächtnisses (Frick 2009, Everts, Ritter 2013).

Nach Baddeley (1993) sind mentale Bilder nicht entweder rein visuell oder rein räumlich, sondern beides.

■ **Übungen - Räumliche Wahrnehmung und Vorstellung**
— Übung 1: Jede Figur an ihren Platz (◘ Abb. 8.1)
— Übung 2: Wohnungsplan (◘ Abb. 8.2)
— Übung 3: Spiegelbildlich zeichnen (◘ Abb. 8.3)
— Übung 4: Folgen Sie dem Weg der Spinne! (◘ Abb. 8.4)
— Übung 5: Figuren richtig einsetzen (◘ Abb. 8.5)
— Übung 6: Symmetrischer Weg (◘ Abb. 8.6)
— Übung 7: Weg durch den Wald (◘ Abb. 8.7)
— Übung 8: Spiegelbild (◘ Abb. 8.8)
— Übung 9: Blätter ergänzen (◘ Abb. 8.9)
— Tipps für den Alltag (◘ Abb. 8.10)

Räumliche Wahrnehmung und Vorstellung – Merkfähigkeit üben		
Übung 1	**Jede Figur an ihren Platz!**	**Seite 1**

Jede Figur an ihren Platz!

Unter jeder Figur ist ihre Lage im großen Quadrat mit einem grauen Feld bezeichnet.

Zeichnen Sie die Figuren in die richtigen Felder!

1.   2.   3.   4.   5.   6.   7.   8.   9.

♥   ▲   ■   ◆   ✚   ✦   ⬠   ✳   ✖

◼ **Abb. 8.1**   Übung 1: Jede Figur an ihren Platz

Räumliche Wahrnehmung und Vorstellung – Merkfähigkeit üben

| Übung 1 | Jede Figur an ihren Platz! | Seite 2 |

Jede Figur an ihren Platz – andere Anordnung

Haben Sie sich die Lösung »Jede Figur an ihren Platz« gemerkt? Hier ist eine neue Anordnung der Figuren.

Welche Figur fehlt, welche ist dazugekommen?

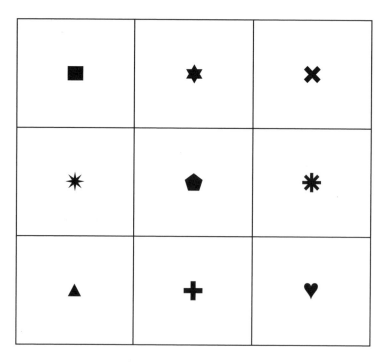

◻ **Abb. 8.1** Fortsetzung

Räumliche Wahrnehmung und Vorstellung – Merkfähigkeit üben

| Übung 2 | Wohnungsplan | Seite 1 |

Plan Hansjörg Frick

Wohnungsplan

Merken Sie sich die Anzahl der Räume und ihre Anordnung.

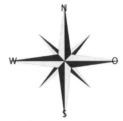

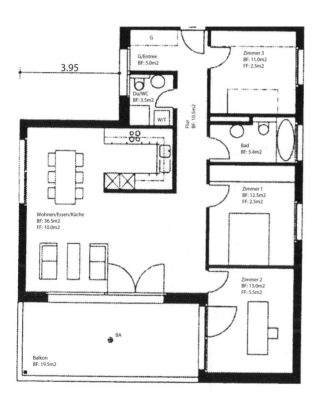

– Wie viele Zimmer hat diese Wohnung?

– Hat es einen Balkon?

– Wo ist die Küche?

– Wie viele Nassräume hat es?

Abb. 8.2 Übung 2: Wohnungsplan

Räumliche Wahrnehmung und Vorstellung – Merkfähigkeit üben		
Übung 2	**Wohnungsplan**	**Seite 2**

Fragen zum Wohnungsplan

– Ist es die gleiche Wohnung?

– Hat es gleich viele Zimmer?

– Was ist anders?

– Beschreiben Sie die Lage der Räume.

– Wo lag der Balkon vorher?

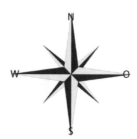

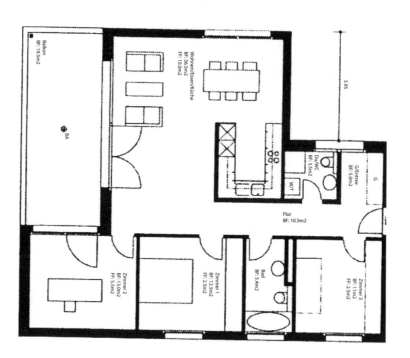

Vergleichen Sie mit der vorhergehenden Seite.

◻ **Abb. 8.2**   Fortsetzung

| Übung 3 | Spiegelbildlich zeichnen | Seite 1 |

Spiegelbildlich zeichnen

Zeichnen Sie die Figur spiegelbildlich ab.

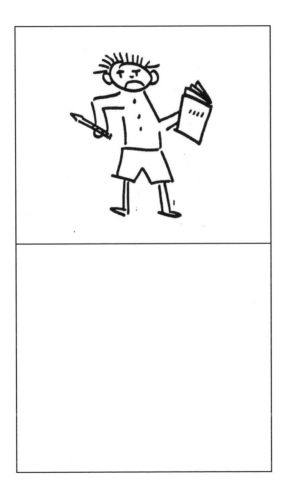

Mit einem Spiegel können Sie kontrollieren, ob Ihre »Kopie« richtig ist.

▣ Abb. 8.3 Übung 3: Spiegelbildlich zeichnen

Räumliche Wahrnehmung und Vorstellung

| Übung 4 | Folgen Sie dem Weg der Spinne! | Seite 1 |

Folgen Sie dem Weg der Spinne!
Zum Knobeln

Die Spinne krabbelt aus ihrem Netz. Auf ihrem Weg muss sie alle 20 Knotenpunkte berühren,

aber jeden nur einmal. Sie hat die Stationen 1 – 2 – 3 – 9 – 14 schon zurückgelegt.

Wie geht es weiter?

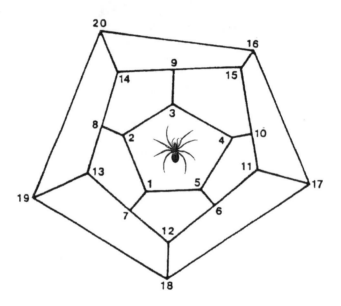

| 1 | 2 | 3 | 9 | 14 | | | | | | | | | | | | | | | |

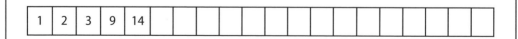

☐ **Abb. 8.4**   Übung 4: Folgen Sie dem Weg der Spinne!

Figuren richtig einsetzen!

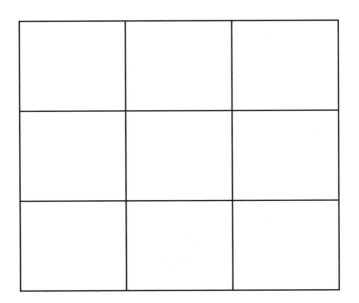

Unter jeder Figur ist ihre Lage im großen Quadrat mit einem grauen Feld bezeichnet. Schneiden Sie die Figuren unten aus und legen Sie sie in die Felder! Sie können die Figuren auch zeichnen.

1.   2.   3.   4.   5.   6.   7.   8.   9.

  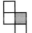

↓ Kopieren und ausschneiden!

     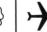

■ **Abb. 8.5** Übung 5: Figuren richtig einsetzen

Räumliche Wahrnehmung und Vorstellung – Merkfähigkeit üben

Übung 5	Figuren richtig einsetzen!	Seite 2

Figuren richtig einsetzen! – andere Anordnung

Haben Sie sich die Lösung »Figuren richtig einsetzen« gemerkt?

Hier ist eine neue Anordnung der Figuren.

Welche Figur fehlt, welche ist dazugekommen?

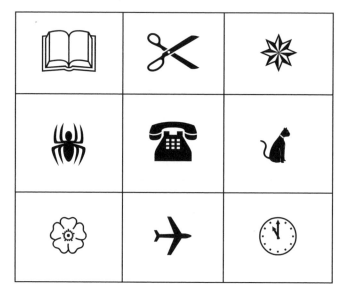

◻ Abb. 8.5   Fortsetzung

| Übung 6 | Symmetrischer Weg | Seite 1 |

Symmetrischer Weg

Im linken Feld ist ein Weg gezeichnet. Malen Sie im rechten Feld mit einer hellen Farbe den gleichen Weg spiegelbildlich nach. Starten Sie beim Pfeil. Die übermalten Buchstaben kommen der Reihe nach auf die unten stehenden Zeilen.

O	H	P	Q	S	F	V	A	M	B
O	N	E	A	B	W	R	H	S	J
X	G	T	M	V	E	J	P	W	U
R	D	K	C	O	I	C	H	D	I
B	W	Q	K	F	L	L	U	A	Y
E	E	T	V	B	J	I	N	G	V
L	X	T	O	E	P	F	T	Z	O
E	F	Z	O	P	N	R	E	D	N
Q	S	I	M	R	O	A	S	Z	P
X	T	F	Z	O	P	J	T	L	I
K	F	O	E	S	K	P	E	T	Z
D	R	R	G	J	O	W	E	G	Z
B	H	T	S	C	U	O	D	R	W
G	E	K	Z	H	R	D	G	V	B
P	R	A	Q	A	I	T	T	N	Q
J	Z	A	A	W	R	K	L	I	M
E	V	Z	E	R	M	T	H	C	N
S	N	E	O	G	Ö	R	Z	X	W
G	J	R	I	L	G	U	V	D	B
U	I	H	C	Z	A	W	U	K	D

◘ **Abb. 8.6** Übung 6: Symmetrischer Weg

Weg durch den Wald

Merken Sie sich den Weg.

▣ **Abb. 8.7**   Übung 7: Weg durch den Wald

Räumliche Wahrnehmung und Vorstellung – Merkfähigkeit üben

Übung 7	Weg durch den Wald	Seite 2

Weg durch den Wald

Decken Sie die vorhergehende Seite ab und zeichnen Sie den Weg ein, den Sie sich gemerkt haben.

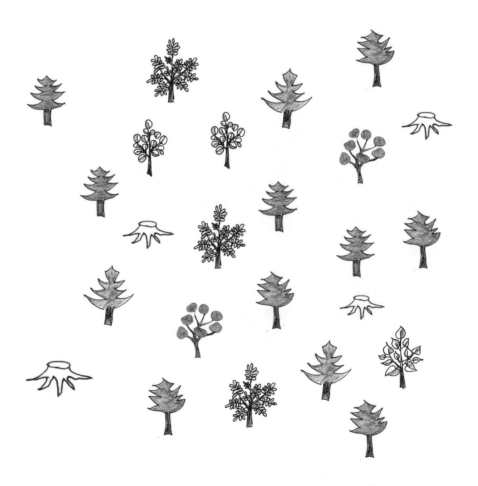

◘ **Abb. 8.7** Fortsetzung

Räumliche Wahrnehmung und Vorstellung – Merkfähigkeit		
Übung 8	Spiegelbild	Seite 1

Spiegelbild

Merken Sie sich die Figur auf der linken Seite.

Zeichnen Sie die Figur auf der nächsten Seite in die leeren Quadrate.

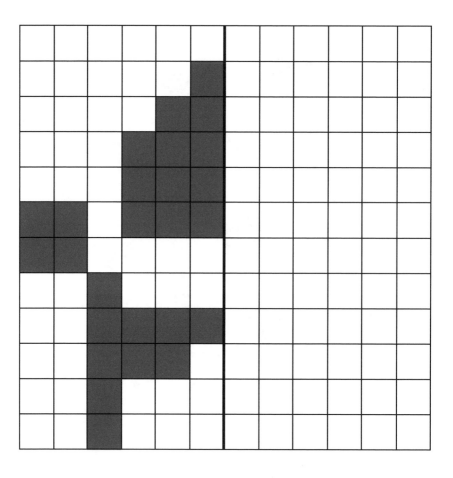

☐ **Abb. 8.8**   Übung 8: Spiegelbild

Räumliche Wahrnehmung und Vorstellung – Merkfähigkeit

| Übung 8 | Spiegelbild | Seite 2 |

Spiegelbild

Decken Sie die vorhergehende Seite ab und zeichnen Sie links die Figuren,
die Sie sich gemerkt haben und rechts ihr Spiegelbild.

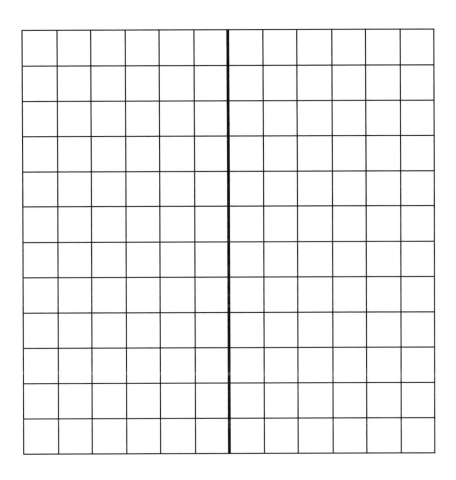

■ **Abb. 8.8** Fortsetzung

Übung 9	Blätter ergänzen	Seite 1

Blätter ergänzen
Spiegelbildlich zeichnen

Bei neun verschiedenen Blattformen mit ihrer botanischen Bezeichnung fehlt die Hälfte des Blattes.
Zeichnen Sie die rechten Teile spiegelbildlich ein.

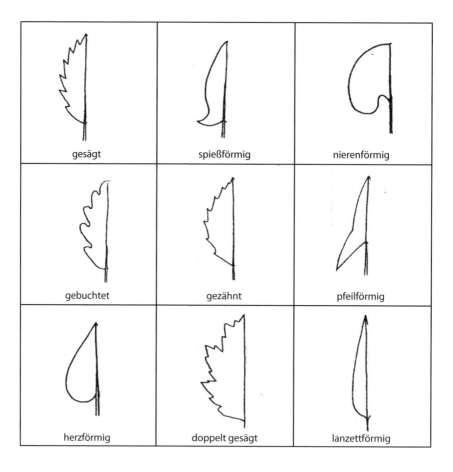

© 2014, Springer-Verlag Berlin Heidelberg. Aus: Frick-Salzmann, A.: Geistig vital

Abb. 8.9   Übung 9: Blätter ergänzen

Räumliche Wahrnehmung und Vorstellung trainieren		
Information	Tipp für den Alltag	Seite 1

Tipp für den Alltag:
Räumliche Wahrnehmung und Vorstellung

Mentale »Spaziergänge«

1. Sie wollen einem Besucher den Weg zu Ihrer Wohnung erklären. Mental stellen Sie sich z. B. den Weg vom Bahnhof Ihres Wohnortes durchs Quartier zu Ihrer Adresse vor. Das ist gar nicht so einfach. Sie kennen ja den Weg und müssen nicht auf Merkmale und Abzweigungen achten. Bevor Sie dem Besucher den Weg erklären, wäre es also vorteilhaft, ihn selber noch einmal abzulaufen und zu kontrollieren, ob Ihre Beschreibung wirklich stimmt.

2. Eigentlich kennen Sie Ihre Stadt, Ihr Dorf gut. Aber wissen Sie genau, welches Geschäft neben dem Postgebäude liegt?

Übung zum Training der räumlichen Wahrnehmung und Vorstellung

Spazieren Sie mental durch die Hauptstraße und stellen Sie sich die Reihenfolge der Häuser rechts und dann links der Straße vor. Überlegen Sie, wie viele Schaufenster zwischen dem Schuhhaus und der Bäckerei liegen, oder wie viele Eingänge das Warenhaus hat.

Spiele, die Räumliches Denken trainieren

1. Puzzle
2. Tangram (chinesisches Puzzle)
3. Potz Klotz (Kallmeier Lernspiele)
4. Digit (Piatnik Spiele)
5. Rinks-lechts (Amigo Spiele)

◻ **Abb. 8.10** Tipps für den Alltag

Nachwort der Autorin

Sind Sie interessiert an weiteren Übungen?

Für sich im »stillen Kämmerlein« üben ist eine gute Sache. Fassen Sie sich ein Herz und besuchen Sie einen Kurs für Gedächtnistraining. Diese werden angeboten von den Verbänden:

- SVGT (Schweizerischer Verband für Gedächtnistraining): ► http://www.gedaechtnistraining.ch
- Österreichische Gesellschaft für Aktivierung und Gedächtnistraining: ► http://www.aktiv-vernetzt.at
- ÖBV-GT (Österreicher Bundesverband für Gedächtnistraining): ► http://www.oebv-gt.at/
- BVGT e.V. (Deutscher Bundesverband Gedächtnistraining): ► http://www.bvgt.de/

Voneinander lernen, miteinander Lernen schafft Synergien und optimiert die geistigen Anregungen.

■ **Dank**

Ich danke meinem Ehemann Hansjörg Frick, der mich angeregt hat, dieses Buch zu schreiben, und meine Arbeit immer unterstützt und begleitet.

Prof. em. Dr. Karl Joseph Klauer, Universität Düsseldorf, und Prof. Dr. Walter Perrig, Universität Bern, danke ich für ihre Unterstützung und ihre Bereitschaft, mir meine Fragen kompetent zu beantworten.

PD Dr. phil. Regula Everts, Neuropsychologin, danke ich für das Gegenlesen einiger meiner Texte und ihre fachlichen Ergänzungen.

Herzlichen Dank den Teilnehmerinnen meiner Gedächtnistrainingskurse in Muri bei Bern und meinen Kindern und Enkeln, welche viele Übungen aus diesem Buch gelöst und mich auf Fehler aufmerksam gemacht haben.

Lösungen

10.1 Induktive Denkaufgaben – Lösungen

- Übung 1: Was passt? – Lösung (■ Abb. 10.1)
- Übung 2: Synonym gesucht – Lösung (■ Abb. 10.2)
- Übung 3: Buchstabendurcheinander – Lösung (■ Abb. 10.3)
- Übung 4: Kennen Sie mich? – Lösung (■ Abb. 10.4)
- Übung 5: Reise durch Europa – Lösung (■ Abb. 10.5)
- Übung 6: Kennen Sie die Bäume? – Lösung (■ Abb. 10.6)
- Übung 7: Wörter des 20. Jahrhunderts – Lösung (■ Abb. 10.7)
- Übung 8: Figuren einmal so, einmal anders – Lösung (■ Abb. 10.8)
- Übung 9: Für meine Gäste – Lösung (■ Abb. 10.9)
- Übung 10: Bildersudoku »Gemüse« – Lösung (■ Abb. 10.10)
- Übung 11: Warenkisten beladen – Lösung (■ Abb. 10.11)
- Übung 12: Ein Unterschied – Lösung (■ Abb. 10.12)
- Übung 13: Christian Morgenstern – Lösung (■ Abb. 10.13)
- Übung 14: Fremdkörper gesucht – Lösung (■ Abb. 10.14)
- Übung 15: Ordnung ist das halbe Leben – Lösung (■ Abb. 10.15)
- Übung 16: Zuordnen – Lösung (■ Abb. 10.16)
- Übung 17: Bildersudoku »Bäume« – Lösung (■ Abb. 10.17)
- Übung 18: Wer ist wo? – Lösung (■ Abb. 10.18)
- Übung 19: Silbendurcheinander – Lösungen (■ Abb. 10.19)
- Übung 20: Gemeinsamkeiten – Lösung (■ Abb. 10.20)
- Übung 21: Tierwelt – Lösung (■ Abb. 10.21)
- Übung 22: Zwei Unterschiede – Lösung (■ Abb. 10.22)
- Übung 23: Silvia isst einen Apfel – Lösung (■ Abb. 10.23)
- Übung 24: Wortdurcheinander – Lösungen (■ Abb. 10.24)
- Übung 25: Bildersudoku »Chinesisch« – Lösung (■ Abb. 10.25)
- Übung 26: Bunte Blumen überall – Lösung (■ Abb. 10.26)
- Übung 27: Da stimmt etwas nicht! – Lösung (■ Abb. 10.27)
- Übung 28: Satzdurcheinander – Lösungen (■ Abb. 10.28)
- Übung 29: Suchen Sie das Gegenteil – Lösung (■ Abb. 10.29)
- Übung 30: Bildersudoku »Fische« – Lösung (■ Abb. 10.30)
- Übung 31: Vervollständigen Sie! – Lösung (■ Abb. 10.31)
- Übung 32: Geschichtendurcheinander 1 – Lösung (■ Abb. 10.32)
- Übung 33: Geschichtendurcheinander 2 – Lösung (■ Abb. 10.33)
- Übung 34: Tierisches geschüttelt – Lösung (■ Abb. 10.34)
- Übung 35: Muster vervollständigen – Lösung (■ Abb. 10.35)
- Übung 36: Bildersudoku »Falter« – Lösung (■ Abb. 10.36)
- Übung 37: Bildersudoku »Fische« 2 – Lösung (■ Abb. 10.37)
- Übung 38: Bildersudoku »Bäume« 2 – Lösung (■ Abb. 10.38)

10.2 Deduktive Denkaufgaben – Lösungen

- Übung 1: Auf dem Schreibtisch – Lösung (■ Abb. 10.39)
- Übung 2: Billardkugeln ordnen – Lösung (■ Abb. 10.40)
- Übung 3: Magisches Quadrat 3 × 3 – Lösung (■ Abb. 10.41)
- Übung 4: Magisches Quadrat 4 × 4 – Lösung (■ Abb. 10.42)
- Übung 5: Magisches Quadrat 5 × 5 – Lösung (■ Abb. 10.43)

Übung 1	Was passt?	Seite 1

Was passt? – Lösung
Induktive Denkaufgabe 2 (DI)

empfindsam – feinsinnig – sensibel – nervös – gefühlvoll
brutal – grausam – grausig – grob – rücksichtslos
praktisch – handlich – griffig – harmonisch – dienlich
gütig – wohlmeinend – liebenswürdig – liebreizend – großzügig
rechtlos – unerlaubt – rechtens – unbefugt – unrechtmäßig
uneben – holprig – ebenerdig – zerklüftet – rissig
verbohrt – verdorben – stur – starrköpfig – unzugänglich
nachlässig – nachtragend – oberflächlich flüchtig – vergänglich
beißend – brennend – würzig – ätzend – kratzig
ohnmächtig – kraftlos – schwach – mächtig – entnervt
verrückt – irre – kindlich – närrisch – absurd
müde – abgekühlt – abgespannt – nervös – erkältet
flink – fixiert – beschwingt – rasch – arbeitsam

Abb. 10.1   Übung 1: Was passt? – Lösung

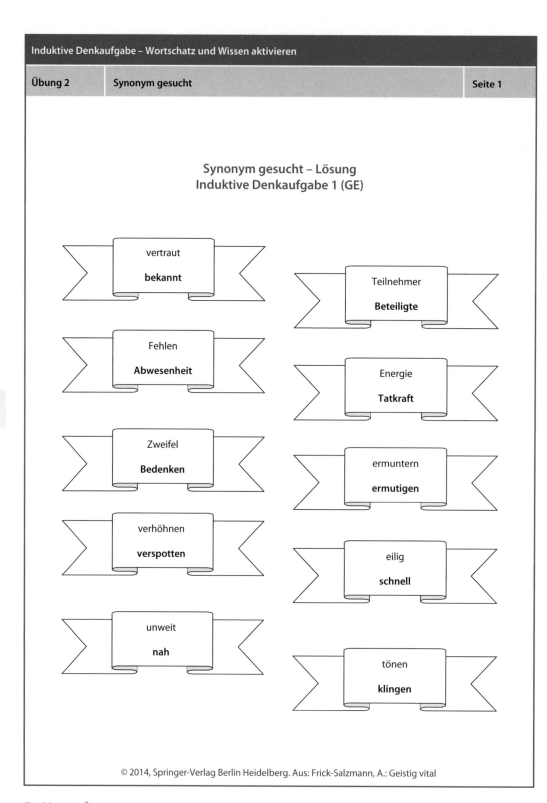

Induktive Denkaufgabe – Wortschatz und Wissen aktivieren

| Übung 2 | Synonym gesucht | Seite 1 |

Synonym gesucht – Lösung
Induktive Denkaufgabe 1 (GE)

vertraut
bekannt

Teilnehmer
Beteiligte

Fehlen
Abwesenheit

Energie
Tatkraft

Zweifel
Bedenken

ermuntern
ermutigen

verhöhnen
verspotten

eilig
schnell

unweit
nah

tönen
klingen

▣ **Abb. 10.2**   Übung 2: Synonym gesucht – Lösung

Übung 3	Buchstabendurcheinander	Seite 1

Buchstabendurcheinander – Lösung
Induktive Denkaufgabe 5 (BU)

1.	FRAUB	ABRUF
2.	HIRENG	GEHIRN
3.	KREMEN	MERKEN
4.	GALTAL	ALLTAG
5.	ERRFSANT	TRANSFER
6.	SCHEPERIN	SPEICHERN
7.	GRESSENVE	VERGESSEN
8.	ÄGTISCHEND	GEDÄCHTNIS
9.	LÜGENBERE	ÜBERLEGEN
10.	MAUSKARTEMEKIF	AUFMERKSAMKEIT
11.	KRANZTONIETON	KONZENTRATION
12.	DINGWUNTROF	WORTFINDUNG
13.	GUHMAHRWENN	WAHRNEHMUNG
14.	OTISANASIOZ	ASSOZIATION
15.	SENICHTENDE	ENTSCHEIDEN

◘ **Abb. 10.3** Übung 3: Buchstabendurcheinander – Lösung

Übung 4	Kennen Sie mich?	Seite 1

Kennen Sie mich? – Lösung
Induktive Denkaufgabe 4 (BE)

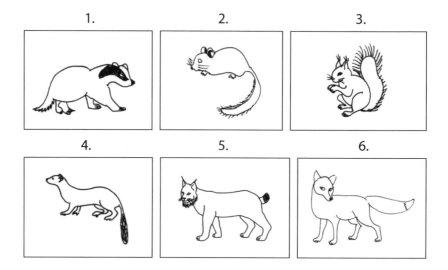

A. Großes Wiesel, gehört zur Familie der Marder: Körper langgestreckt , schlangenartig, geschmeidig, langer Schwanz mit schwarzer Spitze, Kopf kurz, eher breit, Ohren groß, abgerundet, Beine kurz und kräftig.

B. Siebenschläfer, gehört zur Familie der Schläfer (Nagetiere): Körper walzenförmig, Schwanz, lang, zweizeilig buschig behaart, Kopf klein abgerundet, Ohren fast unbehaart, immer ohne Haarpinsel, auffallend lange Schnurrhaare.

C. Fuchs, gehört zur Familie der Hunde (Raubtiere): Körper schlank, langestreckt, Schwanz buschig, Ohren spitz, aufrecht stehend, Augen etwas schief gestellt.

A gehört zu Bild Nr. **4**
B gehört zu Bild Nr. **2**
C gehört zu Bild Nr. **6**
Die drei anderen Tiere heißen **Dachs, Eichhörnchen, Luchs.**

◘ **Abb. 10.4** Übung 4: Kennen Sie mich? – Lösung

Induktive Denkaufgabe – Wissen aktivieren

Übung 5 | Reise durch Europa | Seite 1

Reise durch Europa – Lösung
Induktive Denkaufgabe 3 (KK)

Richtige Bezeichnungen vor den Zeilen: **Frankreich, Italien, England, Griechenland**

Richtige Bezeichnungen über den Spalten: **Flüsse, Gebirge, Städte**

	Flüsse	Gebirge	Städte
Frankreich	Orne	Mont Ventoux	Uzèse
Italien	Rubikon	Monte Prado	Bari
England	Avon	Black Mountains	Blackpool
Griechenland	Styx	Athos	Naxos

Abb. 10.5 Übung 5: Reise durch Europa – Lösung

Übung 6	Kennen Sie die Bäume?	Seite 1

Kennen Sie die Bäume? – Lösung
Induktive Denkaufgabe 2 (DI)

Kiefer, Eibe, Tanne, ~~Lärche~~	Immergrüne Nadelbäume, die ihre Nadeln behalten. Die Lärche verliert die Nadeln im Winter.
Kiefer, Fichte, Pinie, ~~Mammutbaum~~	Nadelbäume in Europa. Der Mammutbaum wächst in Kalifornien.
Kirschbaum, ~~Kornelkirsche~~, Zwetschgenbaum, Mirabellenbaum	Steinobstbäume. Die Kornelkirsche (Tierlibaum) ist ein Hartriegelgewächs.
Ulme, ~~Faulbaum~~, Espe, Birke	Laubbäume. Der Faulbaum ist ein Strauch.
~~Affenbrotbaum~~, Pappel, Eiche, Buche	Europäische Laubbäume. Der Affenbrotbaum wächst in Afrika.
Quittenbaum, Birnbaum, Apfelbaum, ~~Pflaumenbaum~~	Kernobstbäume. Die Pflaume gehört zum Steinobst.
Birke, Erle, Hainbuche, ~~Buche~~	Birkengewächse. Die Buche ist ein Buchengewächs.

Abb. 10.6   Übung 6: Kennen Sie die Bäume? – Lösung

Induktive Denkaufgabe – Wortfindung, Wissen und Wortschatz aktivieren		
Übung 7	Wörter des 20. Jahrhunderts	Seite 1

Wörter des 20. Jahrhunderts – Lösung
Induktive Denkaufgabe 5 (BU)

1. REISSVERSCHLUSS

2. AUTOBAHN

3. DOPING

4. SPUTNIK

5. COMPUTER

6. KAUGUMMI

7. EMANZIPATION

8. KUGELSCHREIBER

■ **Abb. 10.7** Übung 7: Wörter des 20. Jahrhunderts – Lösung

Induktive Denkaufgabe		
Übung 8	**Figuren einmal so, einmal anders**	**Seite 1**

Figuren einmal so, einmal anders – Lösung
Induktive Denkaufgabe 3 (KK)

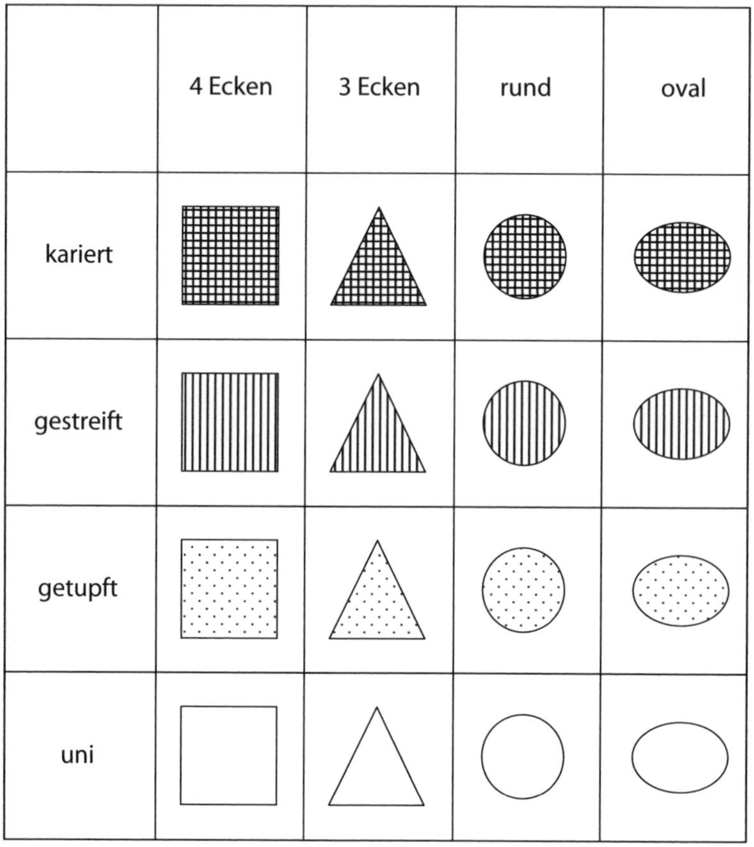
4 Ecken
3 Ecken
rund
oval
kariert
gestreift
getupft
uni

Abb. 10.8 Übung 8: Figuren einmal so, einmal anders – Lösung

Übung 9	Für meine Gäste	Seite 1

Für meine Gäste – Lösung
Induktive Denkaufgabe 5 (BU)

Nr. 3 gehört vor Nr. 2
Nr. 4 kommt nach Nr. 6

Estouffade de Boeuf à la provençale

1. 750 g Rindfleisch vom Hohrücken
200 g Champignons geschnitten
20 grüne Oliven
4 grob gehackte Zwiebeln
1 Knoblauchzehe
1 EL Tomatenpurée
1 Tasse Weißwein
½ Tasse Bouillon
Salz, Pfeffer
Provençekräutermischung
oder Thymian, Bohnenkraut, wenig Salbei

2. Fleisch in Würfeln im Olivenöl und Butter gut anbraten, mit Mehl bestäuben, salzen, pfeffern.

3. Fleisch mit Bouillon und Weißwein ablöschen

4. Tomatenpurée und Kräuter dazugeben

5. Mindestens 2 ½ Stunden köcheln.

6. Pilze und Oliven am Schluss beigeben, noch 10 Minuten köcheln.

7. Eventuell mit »Maizena rapid« Sauce noch etwas verdicken.

8. Anrichten.

◻ **Abb. 10.9**   Übung 9: Für meine Gäste – Lösung

| Übung 10 | Bildersudoku »Gemüse« | Seite 1 |

Bildersudoku »Gemüse« – Lösung
Induktive Denkaufgabe 6 (SB)

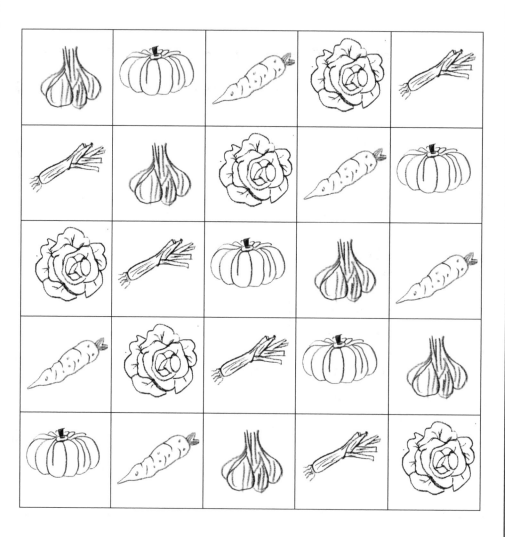

Abb. 10.10   Übung 10: Bildersudoku »Gemüse« – Lösung

Induktive Denkaufgabe – Konzentration

Übung 11	Warenkisten beladen	Seite 1

Warenkisten beladen – Lösung
Induktive Denkaufgabe 1 (GE)

Fehlende Gegenstände

1. Kiste oben links	✂ ☎ 📖
2. Kiste oben rechts	✈ ☁ 💣
3. Kiste Mitte links	vollständig
4. Kiste Mitte rechts	♛ ♞ ✂
5. Kiste unten links	☼ ☯ ♥
6. Kiste unten rechts	♣

Abb. 10.11 Übung 11: Warenkisten beladen – Lösung

Induktive Denkaufgabe – Konzentration

| Übung 12 | Ein Unterschied | Seite 1 |

Ein Unterschied – Lösung
Induktive Denkaufgabe 4 (BE)

Richtige Reihenfolge. Andere Reihenfolgen auch möglich.

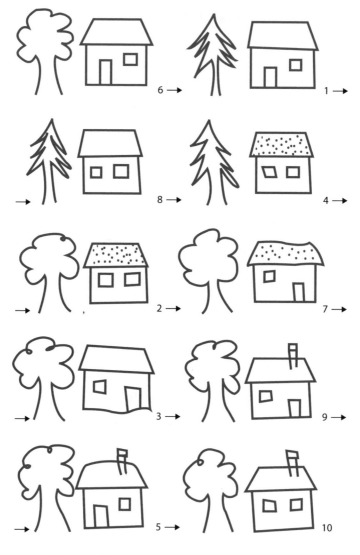

■ **Abb. 10.12**   Übung 12: Ein Unterschied – Lösung

Übung 13	Christian Morgenstern	Seite 1

Christian Morgenstern – Lösung
Induktive Denkaufgabe 5 (BU)

1. Der Schnupfen

Ein Schnupfen hockt auf der Terrasse
auf dass er sich ein Opfer fasse

- und stürzt alsbald mit großem Grimm
auf einen Menschen namens Schrimm.

Paul Schrimm erwidert prompt »Pitschü!«
und hat ihn drauf bis Montag früh.

2. Das ästhetische Wiesel

Ein Wiesel
saß auf einem Kiesel
inmitten Bachgeriesel.

Wisst Ihr,
weshalb?

Das Mondkalb
sagt es mir im Stillen:

Das raffinierte Tier
tat's um des Reimes willen.

◼ **Abb. 10.13** Übung 13: Christian Morgenstern – Lösung

Induktive Denkaufgabe – Wortfindung, Wortschatz aktivieren		
Übung 14	**Fremdkörper gesucht**	**Seite 1**

Fremdkörper gesucht - Lösung
Induktive Denkaufgabe 2 (DI)

1.

Sauerkraut	Pizza	Eisbein	Spätzle
Fremdkörper:	**Pizza** ist kein deutsches Gericht.		

2.

Mozart	Beethoven	Bach	Wagner
Fremdkörper:	**Bach** hat keine Opern geschrieben.		

3.

Anemone	Tulpe	Krokus	Narzisse
Fremdkörper:	**Anemone** ist kein Zwiebelgewächs.		

4.

Gide	Camus	Berlioz	Molière
Fremdkörper:	**Berlioz** ist ein französischer Komponist, kein Autor.		

5.

Giraffe	Rentier	Hyäne	Gazelle
Fremdkörper:	**Rentier** lebt nicht in der Savanne.		

Abb. 10.14   Übung 14: Fremdkörper gesucht – Lösung

Induktive Denkaufgabe – Wissen aktivieren

Übung 15	Ordnung ist das halbe Leben!	Seite 1

Ordnung ist das halbe Leben! – Lösung
Induktive Denkaufgabe 3 (KK)

Richtige Bezeichnungen vor den Zeilen: **Garten, Küche, Büro, Werkzeugkasten**
Richtige Bezeichnungen über den Spalten: **Holz, Metall, Textil**

	Holz	Metall	Textilien
Garten	**Setzholz**	Baumschere	Bindfaden
Küche	Kelle	**Sieb**	Geschirrtuch
Büro	**Bleistift**	Spitzer	**Tintenlappen**
Werkzeug-kasten	**Hobel**	Nägel	**Putzfäden**

Abb. 10.15 Übung 15: Ordnung ist das halbe Leben – Lösung

Induktive Denkaufgabe – Kategorisieren

Übung 16 | Zuordnen | Seite 1

Zuordnen – Lösung
Induktive Denkaufgabe 1 (GE)

Milchprodukte	Textilien	Baumaterialien	Möbel
Butter	Satin	Ziegelsteine	Bett
Kefir	Tweed	Beton	Büchergestell
Emmentaler	Zwilch	Glas	Kleiderschrank
Joghurt	Organza	Holz	Servierboy
Sahne	Strick	Aluminium	Sofa

Abb. 10.16 Übung 16: Zuordnen – Lösung

Bildersudoku »Bäume« – Lösung
Induktive Denkaufgabe 6 (SB)

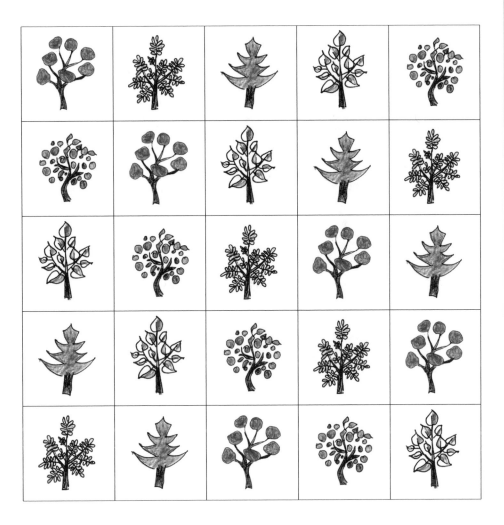

Abb. 10.17 Übung 17: Bildersudoku »Bäume« – Lösung

Induktive Denkaufgabe – Wissen aktivieren

Übung 18	Wer ist wo?	Seite 1

Wer ist wo? – Lösung
Induktive Denkaufgabe 3 (KK)

	Vögel	Säuger
Arktis	Krabben-taucher	Eisbär
Gebirge	Adler	Steinbock
Savanne	Strauß	Giraffe
Regen-wald	Ara	Leopard

Abb. 10.18 Übung 18: Wer ist wo? – Lösung

Induktive Denkaufgabe – Wortfindung, Wortschatz aktivieren

Übung 19	Silbendurcheinander	Seite 1

Silbendurcheinander – Lösungen
Induktive Denkaufgabe 5 (BU)

Silbendurcheinander 1

Kleine Geister handeln, große wirken.
Zitat von Karl Heinrich Waggerl

Silbendurcheinander 2

Der größte Aberglaube
ist der Glaube an die Vorfahrt.
Zitat von Jacque Tati

Silbendurcheinander 3

Im Leben lernt der Mensch zuerst gehen und sprechen.
Später lernt er dann,
still zu sitzen und den Mund zu halten.
Zitat von Marcel Pagnol

Abb. 10.19 Übung 19: Silbendurcheinander – Lösungen

Übung 20	Gemeinsamkeiten	Seite 1

Gemeinsamkeiten – Lösung
Induktive Denkaufgabe 1 (GE)

4 Buchstaben	5 Buchstaben	6 Buchstaben
Boss	Kamin	Gewehr
Kalb	Zange	Karton
faul	Eisen	Anfang
grau	Seife	Schlaf
müde	Traum	Wetter

◲ **Abb. 10.20**   Übung 20: Gemeinsamkeiten – Lösung

Übung 21	Tierwelt	Seite 1

Tierwelt – Lösung
Induktive Denkaufgabe 6 (SB)

Tiere: Größe und Lebensraum

↓ sind größer ↓		
Polarfuchs	Eichhörnchen	Springmaus
Seehund	Katze	Schimpanse
Rentier	Schaf	Löwe
Eisbär	Pferd	Elefant

→
leben

südlicher

→

▣ **Abb. 10.21** Übung 21: Tierwelt – Lösung

Induktive Denkaufgabe – Konzentration

| Übung 22 | Zwei Unterschiede | Seite 1 |

Zwei Unterschiede – Lösung
Induktive Denkaufgabe 4 (BE)

Richtige Reihenfolge. Andere Reihenfolgen auch möglich.

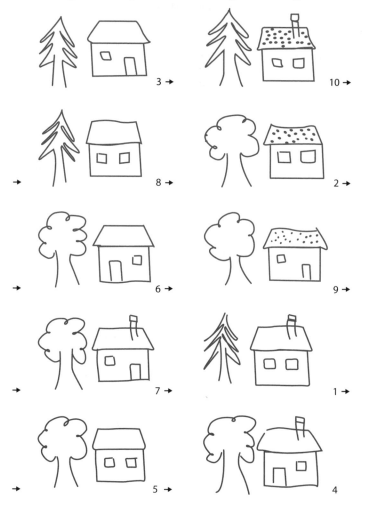

◘ **Abb. 10.22**   Übung 22: Zwei Unterschiede – Lösung

Induktive Denkaufgabe – Bildlich/räumliches Vorstellungsvermögen		
Übung 23	Silvia isst einen Apfelpasst?	Seite 1

Silvia isst einen Apfel – Lösung
Induktive Denkaufgabe 4 (BE)

1. = G	5. = B
2. = C	6. = E
3. = A	7. = H
4. = D	8. = F

Abb. 10.23 Übung 23: Silvia isst einen Apfel – Lösung

Induktive Denkaufgabe – Wortfindung, Wortschatz aktivieren

Übung 24	Buchstabendurcheinander	Seite 1

Wortdurcheinander – Lösungen
Induktive Denkaufgaben 5 (BU)

Wortdurcheinander 1

Man braucht nicht geistreich zu sein, um zu wissen, dass man begabt ist. Aber man braucht Geist, um zu verbergen, dass man keine Begabung hat.

Zitat von Marcel Achard

Wortdurcheinander 2

Es entspricht einem Lebensgesetz: Wenn sich eine Türe vor uns schließt, öffnet sich eine andere. Die Tragik ist jedoch, dass man auf die geschlossene Türe blickt und die geöffnete nicht beachtet.

Zitat von André Gide

◘ **Abb. 10.24**   Übung 24: Wortdurcheinander – Lösungen

Übung 25	Bildersudoku »Chinesisch«	Seite 1

Bildersudoku »Chinesisch« – Lösung
Induktive Denkaufgabe 6 (SB)

狗	爱	福	馬	寿	力
力	狗	爱	福	馬	寿
寿	力	狗	爱	福	馬
馬	寿	力	狗	爱	福
福	馬	寿	力	狗	爱
爱	福	馬	寿	力	狗

◼ **Abb. 10.25** Übung 25: Bildersudoku »Chinesisch« – Lösung

Induktive Denkaufgabe – Wissen aktivieren

Übung 26	Bunte Blumen überall	Seite 1

Bunte Blumen überall – mögliche Lösung
Induktive Denkaufgabe 3 (KK)

	Alpen-blumen	Wiesen-blumen	Garten-blumen	Zwiebel-gewächse
rot	Alpenrose	Mohn	Rose	Tulpe
blau	Enzian	Wegwarte	Rittersporn	Hyazinthe
weiß	Edelweiß	Margerite	Lilie	Narzisse
gelb	Arnika	Löwenzahn	Sonnenblume	Osterglocke

Abb. 10.26 Übung 26: Bunte Blumen überall – Lösung

Übung 27	Da stimmt etwas nicht!	Seite 1

Da stimmt etwas nicht! – Lösung
Induktive Denkaufgabe 5 (BU)

Fehler in den Zahlenreihen:

1.

> 3 6 9 12 15 18 21 ~~22~~ 24 27 30 33 ~~34~~ 36 39 42

3-er Reihe – falsch: <u>22</u> <u>34</u>

2.

> 1 2 4 7 11 16 22 ~~30~~ 37 46 56 67 79 92 ~~108~~ 121

immer eins mehr dazuzählen – falsch: <u>30</u> <u>108</u>

3.

> 2 4 8 16 32 ~~65~~ 128 256 ~~516~~ ~~1032~~ 2048 4096

immer doppelt – falsch: <u>65</u> <u>516</u> <u>1032</u>

4.

> 1 3 7 15 31 63 127 ~~250~~ 511 1023 2047 4095

doppelt und eins dazuzählen – falsch: <u>250</u>

5.

> 1 4 7 10 13 16 19 22 25 28 ~~29~~ 34 37 40 43

immer 3 dazuzählen – falsch: <u>29</u>

6.

> 100 93 86 79 72 65 58 51 ~~44~~ 37 30 ~~21~~ 16 9 2

immer 7 abzählen – falsch: 21

7.

> 1 6 2 7 3 8 4 9 5 10 6 11 7 12 8 ~~12~~ 9 14 10

abwechselnd 5 dazuzählen, 4 abzählen – falsch: 12

8.

> 5 1 9 5 13 9 17 13 21 17 25 21 29 25 ~~34~~ 29 37

abwechselnd 4 abzählen, 8 dazuzählen – falsch: 34

Abb. 10.27 Übung 27: Da stimmt etwas nicht! – Lösung

Übung 28	Satzdurcheinander	Seite 1

Satzdurcheinander – Lösungen
Induktive Denkaufgaben 5 (BU)

Satzdurcheinander 1 – Lösung

Der Sunset-Boulevard in Los Angeles ist eine der belebtesten Straßen der Welt. Jack Greenhorn, frisch angekommen, hat den verrückten Einfall, den Boulevard überqueren zu wollen. Er wartet am Rand der Straße zehn Minuten, eine halbe Stunde, eine Stunde. Unmöglich! Endlich ruft er einem Mann auf der anderen Straßenseite zu: »Sagen Sie! Wie sind sie eigentlich dort hinübergekommen?« »Ich bin gar nicht herübergekommen«, lautet die Antwort. »Ich bin hier geboren.«

N.O. Scarpi[1]

Satzdurcheinander 1 – Lösung

Zwei alte Männer sitzen im Kurort Gstaad auf einer Bank. Fragt der eine den anderen: »Sagen Sie mal, ist das Klima hier oben auch wirklich gesund?« »Das will ich meinen«, erklärt der andere. »Als ich hier ankam, konnte ich nicht gehen, ich musste getragen werden. Ich hatte kein einziges Haar auf dem Kopf, und meine Haut war ganz runzlig.« »Oh«, sagte der Kurgast erfreut. »Wie ich sehe, hat sich dies alles gebessert. Und seit wann kuren Sie hier?« »Ja, wissen Sie, ich bin hier geboren!«

---

[1]N.O. Scarpi, Alle Achtung beiseite. Neue Anekdoten, Witze, Bonmots. Werner Classen Zürich 1961

◻ **Abb. 10.28** Übung 28: Satzdurcheinander – Lösungen

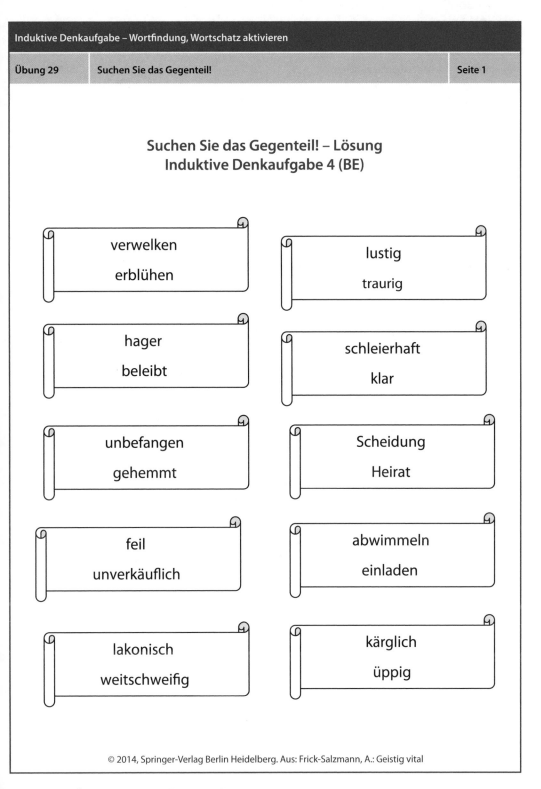

Induktive Denkaufgabe – Wortfindung, Wortschatz aktivieren

| Übung 29 | Suchen Sie das Gegenteil! | Seite 1 |

Suchen Sie das Gegenteil! – Lösung
Induktive Denkaufgabe 4 (BE)

verwelken

erblühen

lustig

traurig

hager

beleibt

schleierhaft

klar

unbefangen

gehemmt

Scheidung

Heirat

feil

unverkäuflich

abwimmeln

einladen

lakonisch

weitschweifig

kärglich

üppig

Abb. 10.29 Übung 29: Suchen Sie das Gegenteil – Lösung

Induktive Denkaufgabe – Konzentration

| Übung 30 | Bildersudoku »Fische« 1 | Seite 1 |

Bildersudoku »Fische« 1 – Lösung
Induktive Denkaufgabe 6 (SB)

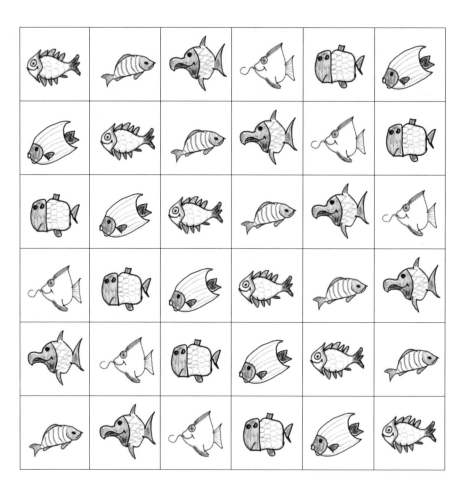

☑ **Abb. 10.30** Übung 30: Bildersudoku »Fische« – Lösung

Induktive Denkaufgabe – Wissen aktivieren

Übung 31	Vervollständigen Sie!	Seite 1

Vervollständigen Sie! – Lösung
Induktive Denkaufgabe 6 (SB)

ist Beute von →

↓ ist kleiner als

Wurm	Amsel
Frosch	Hecht
Hase	Fuchs
Schaf	Wolf
Antilope	Löwe
Seelöwe	Schwertwal

Abb. 10.31 Übung 31: Vervollständigen Sie! – Lösung

Induktive Denkaufgabe – Wortschatz aktivieren, Sprachgefühl		
Übung 32	Geschichtendurcheinander 1	Seite 1

Geschichtendurcheinander 1 - Lösung
Induktive Denkaufgabe 5 (BU)

1.

Ein eleganter Herr tritt in ein Restaurant, merkt aber bald, dass er in eine miserable Kneippe geraten ist. Was man den Gästen an den anderen Tischen serviert, erfreut weder seine Augen noch seine Nase. Da winkt er einem Kellner, drückt ihm ein Trinkgeld in die Hand und flüstert:

»Sagen Sie ehrlich – was können Sie mir empfehlen?«

Worauf der Kellner ebenfalls flüstert:»Ein anderesRestaurant!«

2.

Der Seiltänzer produziert sich. Er geht auf und ab, mit Stange, ohne Stange, er sich lässt die Augen verbinden, tänzelt über das Seil, mit Stange, ohne Stange, er lässt sich ein Fahrrad hinaufreichen, fährt auf dem Seile auf und ab, die Augen verbunden. Er lässt sich eine Geige reichen, fährt mit verbundenen Augen auf seinem Fahrrad über das Seil hin und her und spielt das »Ave Maria« von Gounod.

Da sagt ein Zuschauer zum andern:»Also - ein Menuhin ist er nicht!«

3.

Drei Herren stürzen auf den Bahnsteig; der Zug setzt sich in Bewegung. Die Beamten sind gefällig und stoßen zwei der Herren noch rechtzeitig in den letzten Wagon.

»Tut uns leid«, sagt der eine Beamte zum dritten, »dass wir Sie nicht auch noch hineinbugsieren konnten!«

»Ja, mir auch«, seufzte der Herr.»Umso mehr als die beiden anderen Herren gekommen waren, um mich zum Zug zu begleiten!«

N.O. Scarpi[1]

---

[1] N.O. Scarpi, Alle Achtung beiseite. Neue Anekdoten, Witze, Bonmots. Werner Classen Zürich 1961

■ **Abb. 10.32**   Übung 32: Geschichtendurcheinander 1 – Lösung

Induktive Denkaufgabe – Wortschatz aktivieren, Sprachgefühl

Übung 33	Geschichtendurcheinander 2	Seite 1

Geschichtendurcheinander 2 – Lösung
Induktive Denkaufgabe 5 (BU)

1.
Ein ausnehmend hässlicher Mann bemerkt zu seiner Überraschung, dass eine hübsche junge Frau ihm auf der Straße zulächelt. Als er sich umdreht, spricht sie ihn an:
»Wollen Sie eine Tasse Tee bei mir trinken?«
»Ja, mit Vergnügen.«
Er geht mit ihr, bekommt Tee und Kuchen vorgesetzt, und dann verschwindet die junge Frau, um mit ihren beiden Kindern zurückzukehren.
»Seht ihr«, sagt sie und zeigt auf den hässlichen Mann, so werdet ihr aussehen, wenn ihr keinen Spinat esst!«

2.
Das kleine Mädchen steht vor der Kirche und sieht einen Hochzeitszug. Auf dem Heimweg sagt sie zu ihrer Mutter:
Die Braut hat sich's in der Kirche anders überlegt, und sie hat ganz recht gehabt.«
Wieso denn?« fragt die Mutter erstaunt.
»Nun, hineingegangen ist sie mit einem alten Herrn und herausgekommen ist sie mit einem jungen.«

3.
Er war fischen gegangen und hatte Pech gehabt; so ging er denn nachher auf den Fischmarkt und sagte zu dem Händler:
»Werfen Sie mir fünf große Forellen zu!«
»Warum werfen?« fragt der Händler verdutzt.
»Damit ich meiner Familie sagen kann, dass ich sie gefangen habe. Ich bin ein schlechter Angler, aber bestimmt kein Lügner.«

N.O. Scarpi[1]

---

[1] N.O. Scarpi, Alle Achtung beiseite. Neue Anekdoten, Witze, Bonmots. Werner Classen Zürich 1961

Abb. 10.33 Übung 33: Geschichtendurcheinander 2 – Lösung

Induktive Denkaufgabe – Wortschatz aktivieren, Sprachgefühl

| Übung 34 | Tierisches geschüttelt | Seite 1 |

Tierisches geschüttelt – Lösung
Induktive Denkaufgabe 5 (BU)

Wenn es dem Esel zu gut geht,	Die Made
geht er aufs Eis tanzen.	hält ihren Käse für die Welt.
Der Tiger im Tank	Fröhlich sein, Gutes tun
und ein Esel am Steuer.	und die Spatzen pfeifen lassen.
Die schwarzen Schafe in einer Familie	Die Schlauheit der Füchse
sind oft die nettesten.	besteht vorwiegend aus der Dummheit der Hühner.
Kräht der Hahn auf dem Mist,	Mäuse trinken keinen Alkohol,
ändert das Wetter oder bleibt wie es ist.	sie haben Angst vor dem Kater.
Nett sein ist wichtig,	Wer seinen Hund liebt,
meckern kann jeder.	muss auch dessen Flöhe lieben.

Abb. 10.34   Übung 34: Tierisches geschüttelt – Lösung

Muster vervollständigen – Lösung
Induktive Denkaufgabe 4 (BE)

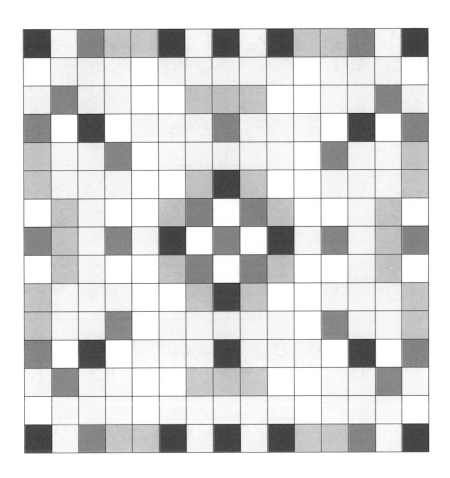

◘ **Abb. 10.35** Übung 35: Muster vervollständigen – Lösung

Bildersudoku»Falter« – Lösung
Induktive Denkaufgabe 6 (SB)

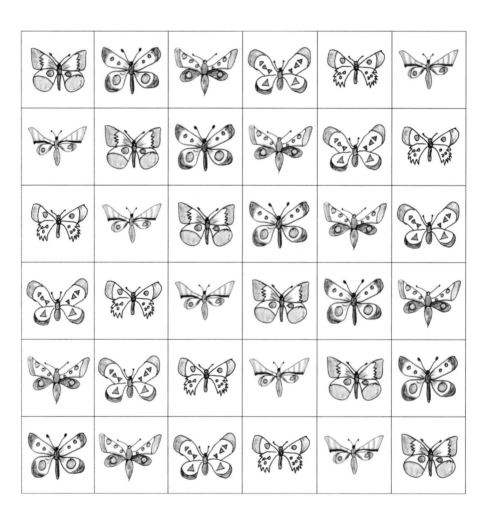

Abb. 10.36 Übung 36: Bildersudoku »Falter« – Lösung

Bildersudoku »Fische« 2 – Lösung
Induktive Denkaufgabe 6 (SB)

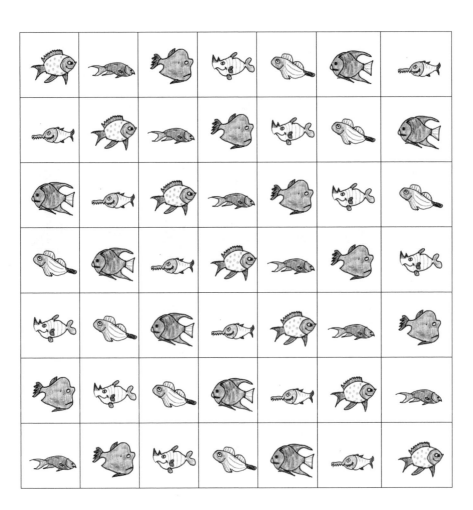

◘ **Abb. 10.37** Übung 37: Bildersudoku »Fische« 2 – Lösung

Bildersudoku »Bäume« 2 – Lösung
Induktive Denkaufgabe 6 (SB)

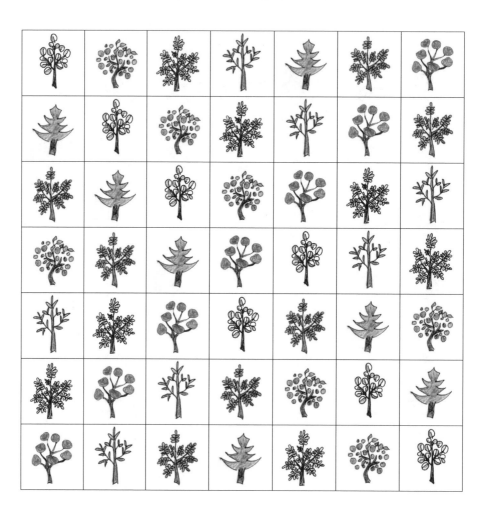

◘ **Abb. 10.38**　Übung 38: Bildersudoku »Bäume« 2 – Lösung

Deduktive Denkaufgabe – Räumliche Vorstellung, Konzentration		
Übung 1	**Auf dem Schreibtisch**	**Seite 1**

Auf dem Schreibtisch – Lösung

1. Aufgabe
Bleistiftspitzer – Radiergummi – Bleistift – Notizblock – Agenda

2. Aufgabe
Die erste Aussage ist richtig:
Die Pendenzenliste liegt links von der Agenda.

3. Aufgabe
Richtig ist folgender Schluss:
Das Diktiergerät liegt rechts vom Tablett.

◘ **Abb. 10.39** Übung 1: Auf dem Schreibtisch – Lösung

Übung 2	Billardkugeln ordnen	Seite 1

Billardkugeln ordnen – Lösung

1. Aufgabe
Reihenfolge der farbigen Billardkugeln von links nach rechts:
gelb – rot – weiß – blau – schwarz

2. Aufgabe
Reihenfolge der farbigen Billardkugeln von links nach rechts:
blau – schwarz – weiß – grün – rot – gelb

3. Aufgabe
Reihenfolge der farbigen Billardkugeln von links nach rechts:
hellgrün – schwarz – lila – blau – weiß – rot –gelb – grün

◧ **Abb. 10.40**   Übung 2: Billardkugeln ordnen – Lösung

Magisches Quadrat 3x3 – Lösung

8	1	6
3	5	7
4	9	2

■ **Abb. 10.41** Übung 3: Magisches Quadrat 3×3 – Lösung

Deduktive Denkaufgabe – Konzentration und Training des Arbeitsgedächtnisses

Übung 4	Magisches Quadrat 4x4	Seite 1

Magisches Quadrat 4x4 – Lösung
Jupiterquadrat

16	5	9	4
2	11	7	14
3	10	6	15
13	8	12	1

◘ **Abb. 10.42**   Übung 4: Magisches Quadrat 4 × 4 – Lösung

| Übung 5 | Magisches Quadrat 5x5 | Seite 1 |

Magisches Quadrat 5x5 – Lösung
Teufelsquadrat

19	3	12	21	10
11	25	9	18	2
8	17	1	15	24
5	14	23	7	16
22	6	20	4	13

Abb. 10.43 Übung 5: Magisches Quadrat 5×5 – Lösung

10.3   Aufmerksamkeit – Lösungen

- Übung 1: Finden Sie das Ei? – Lösung
  (🔲 Abb. 10.44)
- Übung 2: Konzentriertes Lesen – Lösung
  (🔲 Abb. 10.45)
- Übung 3: Namen gesucht – Lösung
  (🔲 Abb. 10.46)
- Übung 4: Zwei oder drei »Beine«? – Lösung
  (🔲 Abb. 10.47)
- Übung 5: Versteckte Tiere – Lösung
  (🔲 Abb. 10.48)
- Übung 6: Blumenwiese – Lösung
  (🔲 Abb. 10.49)
- Übung 7: SMS-Nachricht entschlüsseln – Lösung (🔲 Abb. 10.50)
- Übung 8: Schmetterlingssammlung – Lösung
  (🔲 Abb. 10.51)

10.4   Merkfähigkeit – Lösungen

- Übung 17: Herkunft der Namen – Lösung
  (🔲 Abb. 10.52)

10.5   Sprache – Lösungen

- Übung 1: Überall Ball – Lösung (🔲 Abb. 10.53)
- Übung 2: Sprichwörter – Redewendungen – Lösung (🔲 Abb. 10.54)
- Übung 3: Wortschatz des Imkers – Lösung
  (🔲 Abb. 10.55)
- Übung 4: Geheimschrift 1 – Lösung
  (🔲 Abb. 10.56)
- Übung 5: Geheimschrift 2 – Lösung
  (🔲 Abb. 10.57)
- Übung 6: Geheimschrift 3 – Lösung
  (🔲 Abb. 10.58)
- Übung 7: Augen, meine lieben Fensterlein – Lösung (🔲 Abb. 10.59)
- Übung 8: Begriffe rund um Steine – Lösung
  (🔲 Abb. 10.60)
- Übung 9: Rund um den Punkt – Lösung
  (🔲 Abb. 10.61)

- Übung 10: Aus dem Wortschatz des Meteorologen – Lösung (🔲 Abb. 10.62)
- Übung 11: Deutsch – Lösung (🔲 Abb. 10.63)
- Übung 12: Akrostichon 1 – Lösung
  (🔲 Abb. 10.64)
- Übung 13: Akrostichon 2 – Lösung
  (🔲 Abb. 10.65)
- Übung 14: Akrostichon 3 – Lösung
  (🔲 Abb. 10.66)
- Übung 15: Akrostichon 4 – Lösung
  (🔲 Abb. 10.67)
- Übung 16: Neue Wörter entstehen – Lösung
  (🔲 Abb. 10.68)

10.6   Räumliche Wahrnehmung und Vorstellung – Lösungen

- Übung 1: Jede Figur an ihren Platz – Lösungen
  (🔲 Abb. 10.69)
- Übung 2: Spiegelbildlich zeichnen – Lösung
  (🔲 Abb. 10.70)
- Übung 3: Folgen Sie dem Weg der Spinne! – Lösung (🔲 Abb. 10.71)
- Übung 4: Figuren richtig einsetzen – Lösung
  (🔲 Abb. 10.72)
- Übung 5: Symmetrischer Weg – Lösungen
  (🔲 Abb. 10.73)
- Übung 6: Spiegelbild – Lösung (🔲 Abb. 10.74)

Übung 1	Finden Sie das Ei?	Seite 1

Finden Sie das Ei?– Lösung

Anzahl **ei**   48
_____

Anzahl **ie**   40
_____

ni<u>e</u>**ein**n**ei**nled<u>er</u>f**ei**nkl**ei**nfi<u>e</u>b<u>er</u>l**ei**ml<u>ie</u>d<u>er</u>kn<u>ie</u>v<u>ie</u>hkl**ei**b<u>er</u>n**ei**derfeder

led<u>er</u>l**ei**d<u>er</u>kl**ei**derm<u>ie</u>skissenk<u>ie</u>sm**ei**denm<u>ie</u>derimm<u>er</u>**ei**merkl**ei**ner

m**ei**nd**ei**ns<u>ie</u>chendkr<u>ie</u>chendl**ei**chtfeuchtn<u>ie</u>derungn**ei**gungkl**ei**dun

gz<u>ie</u>mlichfr<u>ie</u>dlichf**ei**ndlichl**ei**dlichl<u>ie</u>derlichffreudigl<u>ie</u>bed<u>ie</u>bl<u>ie</u>derlic

hkr<u>ie</u>cherischb**ei**deb<u>ie</u>derm<u>ie</u>derqu<u>ie</u>kenquakenp<u>ie</u>psenf<u>ie</u>bsenfin

digf**ei**ndn<u>ie</u>drig**ei**g<u>ie</u>rigs<u>ie</u>s**ei**chtd<u>ie</u>d**ei**nm**ei**ns**ei**nkl**ei**nkr<u>ie</u>grie**d**r**ei**te

nr<u>ie</u>chenp<u>ie</u>pl**ei**dkl**ei**df**ei**ndn<u>ie</u>derungfr<u>ie</u>drichg**ei**l**ei**nk**ei**lpf**ei**lb<u>ie</u>rb**ei**

nbid<u>er</u>w<u>ie</u>d<u>er</u>w**ei**nenkl**ei**n<u>er</u>g<u>ie</u>rig**ei**schm<u>ie</u>rig**ei**nbl**ei**bebl<u>ie</u>bb**ei**nn<u>ie</u>

b**ei**nchenb<u>ie</u>nchenkl**ei**derfinsterginsterg**ei**sterkl**ei**sterr**ei**nrinnes**ei**nen

◘ **Abb. 10.44**   Übung 1: Finden Sie das Ei? – Lösung

Aufmerksamkeit – Konzentration, Sprachgefühl		
Übung 2	**Konzentriertes Lesen**	**Seite 1**

Konzentriertes Lesen – Lösung

Freunde sind die Menschen, die Deine Vergangenheit akzeptieren, Dich in der Gegenwart mögen und in der Zukunft zu Dir stehen.
Ein wahrer Freund ist jemand, der die Melodie Deines Herzens kennt und sie Dir vorsingt, wenn Du sie vergessen hast.

Abb. 10.45 Übung 2: Konzentriertes Lesen – Lösung

Aufmerksamkeit – Konzentration, Wortfindung		
Übung 3	Namen gesucht	Seite 1

Namen gesucht – Lösung

ALBERT	EDI	KURT	RONALD
ANNA	ERNST	KUNIGUNDE	ROSA
ANNAGRET	GERTRUD	MAX	RUDOLF
ANTON	INES	OTTO	RUTH
BEAT	ISABELLE	PETER	SABINE
BERNHARD	ISIDOR	PIA	UDO
DAVID	IVO	RICO	VINZENZ
DOROTHE	KNUT	RITA	WALTER

Sie sind farbig bezeichnet: waagrecht hellblau, senkrecht dunkelblau, ein Name ist diagonal geschrieben.

I	S	A	A	L	B	E	R	T	W	S	A	S	O	R
V	N	N	X	D	J	D	U	R	T	R	E	G	S	U
O	A	N	O	I	H	I	S	A	B	E	L	L	E	R
X	H	A	S	V	C	V	I	N	Z	E	N	Z	K	U
O	V	I	O	A	A	E	R	R	K	U	R	T	U	D
Y	I	D	I	D	H	R	N	E	S	E	N	I	N	O
Z	U	O	T	T	O	N	O	T	P	R	N	R	I	L
J	X	D	R	T	A	S	E	E	R	I	S	F	G	F
Q	A	R	E	I	R	T	E	P	F	S	A	R	U	R
D	M	A	T	H	T	U	R	A	N	T	O	N	N	U
L	L	H	L	A	N	N	A	G	R	E	T	E	D	H
A	M	N	A	S	Q	S	A	B	I	N	E	X	E	N
N	N	R	W	Q	O	C	I	R	E	B	A	T	I	R
O	O	E	E	H	T	O	R	O	D	X	K	N	U	T
R	R	B	A	R	O	D	I	S	I	Q	T	A	E	B

◻ **Abb. 10.46** Übung 3: Namen gesucht – Lösung

Aufmerksamkeit – Konzentration, Ausdauer

Übung 4	Zwei oder drei »Beine«?	Seite 1

Zwei oder drei »Beine«? – Lösung

Anzahl **mm**   24

Anzahl **nn**   19

Anzahl **n & m**   80

Schwemmete**nn**eeinendammta**nn**edumme**nn**udelknudelndämmer
ungdomsummeta**nn**ekan**nn**emeinekeineweinwe**nn**den**nn**memmekle
mmene**nn**ereinerneinwo**nn**esommersonnensamenklammklammer
nsandwandimmerno**nn**eammeandenkalendernoneniederniemied
ersemmelknödelmehlspeisenmimemimidei**nn**inaan**nn**amartamilena
maxspendespa**nn**epfa**nn**ehimalayape**nn**eindienkänguruchineseja
pankammermongoleimarterkummernonsensse**nn**ereimolkereiim
mermostkaschemmepenwendemeistervermummenklüngelmitunt
erammersimmenmeinemomomonsterambosssommernächtein**nn**e
nklingenimmerwimmernseinerdrohnenwohnzimmerzi**nn**e

Alltagstipp: Konzentrationsübungen mit Durchstreichen können Sie auch in der Tageszeitung machen.

◻ **Abb. 10.47**   Übung 4: Zwei oder drei »Beine«? – Lösung

Aufmerksamkeit – Konzentration, Wortfinndung

| Übung 5 | **Versteckte Tiere** | Seite 1 |

Versteckte Tiere – Lösung

Hier sind die Tiere vorwärts geschrieben.

oejdorhhnfkshuhnoiiuarjfkgeisshdknbfischiebstorchkrndkemekalbaseerrlenekrfroschjkgwksnkaulquappejfkr

menwckkultleoparduziepenrwejfkgnrueiohundoejnfkrpeppwwecmfjrkpfauerrigelrkvorismepferdkgmrnfomekd

jfielefantorirtpoknfwolfutjeodffdkelelritjfldnqpayxxcrbäritjsödlvutmnwpdiwrnnnashornkfpesljjffkggfdoutfjtzrtdfc

pokuznvjgeierlforjderiozelothhjendosklmurmeltieruvkfmdnsbgnuloreknfirldrnjhkfjrnvjfkrutkdnsflamingoriekfp

dnspumenfmaorupumahfjja

Hier sind die Tiere rückwärts geschrieben.

lzotjbmionhahturtjdieoslanmebdosplvneklafjfieowndksmxoelfjkfahcsirjdlmnvcjcjkerirtzzsdkegeizjfoelwnddsio

ueanuaeouuashdpelekwjcndgreeudndshculdkeowncpwlskmmlaeztakjdneodksmrofhleserufpwksldnneurftta

ojudlepsiertasniewhcsdliwiekdnslooaneureurtidjmkkkcukcuklkerietraumgnukuhellirgjdnsieroeiurtzdskalnnek

sisseeblawhcsknalbeworpdmnpelibneknakilepuroepelnaakropkjnumooskdnsieereelkjlloudakakieodnbnehcff

äfpoknetotjtoonriregitjdleonnrapdfrebekfmrpkennevömgjrorehcuatnebuahoorelda

Hier sind 20 Tiere mit vertauschten Silben.

cheler – selam – lanmi – welö – mapu – dorkon – bockreh – telwach –

segem – sanfa – berbi – wurfmaul – lingsper – braze – nekfe – teen – herrei – feaf – bichtha – geschlan

Abb. 10.48 Übung 5: Versteckte Tiere – Lösung

Aufmerksamkeit – Wortfindung, Konzentration

Übung 6	Blumenwiese	Seite 1

Blumenwiese – Lösung

Zitate hellblau bezeichnet.

I	V	A	C	K	H	V	E	R	G	I	S	S	M	E	I	N	N	I	C	H	T
F	E	K	I	L	N	D	E	D	A	S	A	L	T	E	R	N	I	C	H	T	A
R	I	E	M	A	A	N	F	R	N	A	I	Z	N	E	E	E	K	L	E	N	U
D	L	L	E	P	N	U	N	D	F	A	R	B	E	N	Q	U	E	L	L	E	N
D	C	E	I	P	E	S	E	R	L	F	E	H	R	E	M	P	R	E	I	S	R
E	H	I	U	E	D	E	N	S	Ö	I	N	D	N	U	R	A	N	D	E	R	S
A	E	L	T	R	E	M	E	N	W	S	C	H	E	N	S	I	N	D	J	A	N
I	N	C	L	*	H	T	A	L	E	L	T	U	A	R	K	N	E	B	A	N	K
E	G	L	E	O	E	I	S	C	N	H	W	A	H	R	S	C	H	E	I	N	L
I	C	H	B	P	S	I	S	N	Z	D	S	I	E	D	A	E	S	S	O	T	G
A	R	N	A	F	O	C	U	H	A	W	E	N	I	G	M	E	R	A	L	A	S
I	R	G	N	E	N	D	F	E	H	I	N	E	A	U	N	D	E	R	E	U	A
L	E	T	H	E	R	S	N	G	N	R	U	P	L	P	E	D	E	N	N	B	I
H	M	R	C	L	A	N	E	G	E	S	L	B	H	C	I	R	E	T	Ö	N	K
E	U	B	S	E	N	H	N	D	A	T	L	S	I	E	Z	S	U	E	I	E	N
D	L	I	N	V	I	D	H	U	E	E	A	L	I	Z	O	S	T	E	E	S	N
G	B	E	E	M	A	C	A	H	S	L	T	E	I	R	R	N	E	L	S	S	U
N	R	S	H	E	R	E	H	S	R	A	W	U	N	G	E	U	N	K	B	E	L
I	E	C	K	K	L	I	Ü	C	H	E	N	E	P	R	O	B	W	L	E	L	M
E	H	I	R	S	T	L	D	A	S	S	P	D	I	I	E	G	E	T	S	E	L
L	C	S	O	C	H	H	A	F	T	L	S	I	C	S	H	W	E	I	S	G	E
R	U	T	T	C	D	A	S	Z	A	U	V	E	R	S	S	T	E	H	E	E	N
U	W	N	S	D	A	L	L	E	A	L	T	E	N	L	E	U	T	E	A	L	P
S	G	L	E	I	C	H	A	K	I	N	R	A	B	E	H	A	N	D	E	L	T

Zitate

Ich finde das Alter nicht arm an Freuden und Farben; die Quellen dieser Freuden sind nur anders.
(Alexander von Humboldt (1769-1859), deutscher Naturforscher und Geograf)
Alte Menschen sind ja nicht alle gleich, wahrscheinlich sind sie das noch weniger als irgendeine andere Altersgruppe: denn ihr langes Leben hat sie zu Individualisten gemacht. Eines unserer augenblicklichen Probleme ist. Dass die Gesellschaft sich weigert, das zu verstehen und alle Leute als gleich behandelt. (Lily Pincus, Das hohe Alter, München: Piper 1992)

◘ **Abb. 10.49** Übung 6: Blumenwiese – Lösung

Aufmerksamkeit – Wortfindung, Konzentration

Übung 7	SMS-Nachricht entschlüsseln	Seite 1

SMS-Nachricht entschlüsseln – Lösung

Zum Geburtstag von Klara treffen wir uns nächsten Freitag im Restaurant zum goldenen Kalb. Kommst Du auch?

Liebe Grüsse

Albert

Abb. 10.50 Übung 7: SMS-Nachricht entschlüsseln – Lösung

Schmetterlingssammlung – Lösung

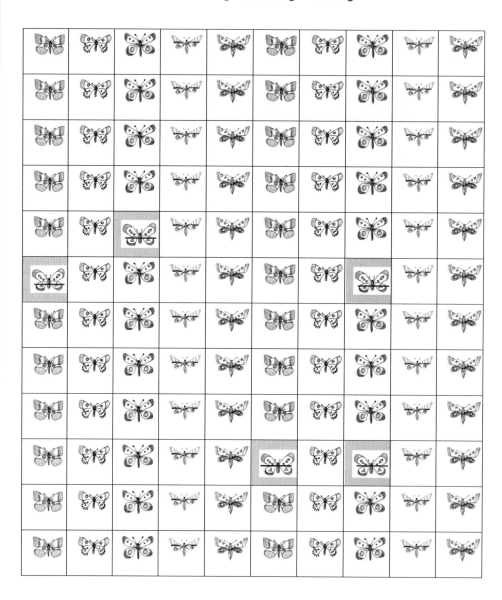

◘ **Abb. 10.51**   Übung 8: Schmetterlingssammlung – Lösung

Merkfähigkeit – Merkfähigkeit üben/Wortschatz aktivieren		
Übung 17	Herkunft der Namen	Seite 1

Herkunft der Namen – Lösung

Venner	ist Fähnrich	4	Kröpfli	hat einen Kropf	3
Tobler	wohnt im Tobel (Schlucht)	2	Brönnimann	wohnt wo Wald abgebrannt wird	2
Neeser	Agnes	1	Fontana	wohnt beim Brunnen	2
Pfister	Beruf Bäcker	4	Dürr	ist dünn, mager	3
Wille	Wilhelm	1	Wehrli	Werner	1
Regli	Regina	1	Aellen	Ella	1
Oesch	wohnt bei einer Esche	2	Räss	räss = scharf, beißend	3
Roderer	wohnt wo Wald gerodet wurde	2	Brunner	Brunnenmacher	4
Anneler	Anna	1	Minder	von minderer Statur	3
Hänni	Hanna, Hans	1	Märkli	Markus	1
Uhlmann	Ulrich	1	Dietschi	Diethelm, Dietrich	1
Vogt	Vogt, Vogtei	4	Wacker	wacker = redlich, tapfer	3

◘ **Abb. 10.52** Übung 17: Herkunft der Namen – Lösung

Sprache – Wortfindung, Konzentration

Übung 1	**Überall Ball**	**Seite 1**

Überall Ball – Lösung

1.		F	U	S	S	B	A	L	L					
2.						B	A	L	L	S	A	A	L	
3.						B	A	L	L	A	D	E		
4.		S	I	T	Z	B	A	L	L					
5.						B	A	L	L	O	N			
6.						B	A	L	L	E	R	E	I	
7.						B	A	L	L	E	R	I	N	A
8.	F	A	U	S	T	B	A	L	L					
9.						B	A	L	L	A	S	T		
10.						B	A	L	L	J	U	N	G	E
11.						B	A	L	L	I	S	T	I	K

Abb. 10.53 Übung 1: Überall Ball – Lösung

Übung 2	Sprichwörter – Redewendungen	Seite 1

Sprichwörter – Redewendungen – mögliche Lösung

1. Es ist noch kein Meister vom Himmel gefallen.	Um etwas gut und perfekt zu beherrschen, braucht es viel Übung.
2. Er hat noch ein Ass im Ärmel.	Er hält ein überzeugendes Argument zurück, um es im richtigen Moment (zur Überraschung anderer) einzubringen.
3. Kommt Zeit, kommt Rat.	Mit etwas Geduld wird sich ein Ausweg, eine Antwort finden.
4. Erst die Arbeit, dann das Vergnügen.	Erst nach getaner Arbeit ist Zeit für Freizeit und Vergnügen.
5. Die Wahrheit ist ein selten Kraut, noch seltener, wer es gut verdaut.	Die ganze Wahrheit ist selten ersichtlich. Wenige können sie ertragen.
6. Am Nest kann man sehen, was für ein Vogel darin wohnt.	Das nähere Umfeld eines Menschen sagt etwas über ihn aus.
7. Wes Brot ich ess', des Lied ich sing.	Jemand richtet seine Entscheidung und Handlungen nach den Interessen derjenigen aus, von denen er finanziell und institutionell abhängig ist.
8. Der Schuster hat die schlechtesten Schuhe.	Wer sich für andere einsetzt, hat oft keine Zeit für sich selber.
9. Raste nie, doch haste nie!	Der Mensch soll aktiv sein, aber nicht hetzen.
10. Übung macht den Meister.	Beharrlichkeit führt zum Ziel.

Abb. 10.54 Übung 2: Sprichwörter – Redewendungen – mögliche Lösung

Aus dem Wortschatz des Imkers – Lösung

Kennen Sie diese Begriffe?	Umschreibung
Rundmade	Die Made schlüpft nach drei Tagen aus dem Ei. Sie ist vorerst rund.
offene Brut	Die Rundmade wird in der offenen Zelle mit Futtersaft, Pollen und Honig gefüttert.
gedeckelte Brut	Am 10. Tag bauen die Arbeitsbienen ein poröses Deckelchen aus Wachs über die Zellen.
Streckmade/Puppenhemd	Unter dem Deckel streckt sich die Made und spinnt ihr Puppenhemd.
Buckelbrut	Die Zellen der Drohnen werden mit einem kuppelförmigen Deckel versehen.
Weisel	Bienenkönigin
Weiselzelle	Die Arbeiterinnen erhöhen die »normalen« Zellen und ziehen darin die Königin auf.
drohnenbrütig	Der alten Königin gehen die Samen aus, sie zeugt nur noch Drohnen.
Drohnenmütterchen	So heißen die eierlegenden Arbeiterinnen, sie zeugen nur Drohnen.
Schwarmtraube	Bienen bilden um die ausschwärmende Königin eine Traube.
Spurenbienen	Arbeitsbienen als Kundschafter suchen für den Schwarm eine neue Unterkunft.
blumenstet	Die sammelnde Biene bleibt bei der gleichen Blume.
Rundtanz	Die heimkehrende Sammlerin zeigt im Bienenstock an, dass die Futterquelle in nächster Nähe ist.
Schwänzeltanz	Andere Form der »Bienensprache« Die Arbeiterin schwänzelt mit dem Hinterleib auf der Mittellinie. Der Tanzrhythmus zeigt Entfernung der Futterquelle an.
sterzeln	Bienen auf dem Flugloch fächeln mit ihren Flügeln den heimkehrenden Bienen den Duft aus den Duftdrüsen zu.
Varroamilbe	Mikroskopisch kleine Milben saugen Bienenblut aus der Brut in gedeckelten Zellen. Folgen: kürzere Lebenszeit der Biene, die Flügel fallen ab.

◘ **Abb. 10.55** Übung 3: Wortschatz des Imkers – Lösung

Übung 4	Geheimschrift 1	Seite 1

Geheimschrift 1 – Lösung

EIN MANN MIT WEISSEM
HAAR IST WIE EIN
HAUS, AUF DESSEN DACH
SCHNEE LIEGT: ES
BEWEIST NOCH LANGE
NICHT, DASS IM HERD
KEIN FEUER BRENNT.

Zitat von Maurice Chevalier

◻ **Abb. 10.56** Übung 4: Geheimschrift 1 – Lösung

Sprache – Wortfindung, Sprachgefühl, logische Denken, Konzentration

Übung 5	Geheimschrift 2	Seite 1

Geheimschrift 2 – Lösung

MAN SOLLTE LIEBER
ZWEI MUSKELN BEWEGEN,
UM ZU LACHEN,
STATT DREIZEHN MUSKELN,
UM DIE STIRNE ZU RUNZELN.

Zitat von Jacques Tati

▣ **Abb. 10.57** Übung 5: Geheimschrift 2 – Lösung

Sprache – Wortfindung, Sprachgefühl, logische Denken, Konzentration		
Übung 6	Geheimschrift 3	Seite 1

Geheimschrift 3 – Lösung

**DIE SUMME UNSERER ERKENNTNIS BESTEHT AUS DEM,
WAS WIR GELERNT, UND AUS DEM,
WAS WIR VERGESSEN HABEN.**

Zitat von Marie von Ebner-Eschenbach

■ **Abb. 10.58** Übung 6: Geheimschrift 3 – Lösung

| Übung 7 | Augen, meine lieben Fensterlein | Seite 1 |

Augen, meine lieben Fensterlein – Lösung

Altes Rechtsprinzip, auch in der Bibel.	Auge um Auge, Zahn um Zahn.
Etwas stört sehr.	Ein Dorn im Auge sein.
Eine Sache geht für jemanden glimpflich aus.	Mit einem blauen Auge davonkommen.
Mit jemandem nachsichtig sein.	Beide Augen zudrücken.
Jemand durchschaut plötzlich alles.	Jemandem gehen die Augen auf.
Ganz gut aufpassen.	Ganz Ohr und Auge sein.
Sich mehr auf den Teller tun als man essen kann.	Die Augen sind größer als der Magen.
Sehr müde sein.	Kleine Augen machen.
Ungewöhnlich gut sehen können.	Augen haben wie ein Luchs.

◻ **Abb. 10.59** Übung 7: Augen, meine lieben Fensterlein – Lösung

Übung 8	Begriffe rund um Steine	Seite 1

Begriffe rund um Steine – Lösung

Kennen Sie diese Begriffe?	Umschreibung
Asteroid	Asteroiden umkreisen die Sonne zwischen Jupiter und Mars. Aufgrund ihrer geringen Größe ist ihre Gravitation zu gering, um sie annähernd zu einer Kugel zu formen. Sie sind daher keine Planeten.
Meteorit	Meteoriten sind Bruchstücke von Asteroiden. Sie bestehen aus Silikatmineralien oder einer Eisen-Nickel-Legierung und werden zu den Gesteinen gezählt. Sie liefern wichtige Erkenntnisse über die Entstehung unseres Sonnensystems vor 4,55 Milliarden Jahren. Pro Jahr erreichen rund 30.000 Tonnen staubfeine Partikel meteoritischen Materials und einige Tonnen von einigen Kilogrammen die Erde.
Fossil	Fossilien (lateinisch fossilis »(aus)gegraben«) sind Zeugnisse vergangenen Lebens aus der Erdgeschichte. Die anderen Bezeichnungen »Versteinerung« und »Petrefakt« (veraltet) sind ungenau, denn nicht jedes Fossil ist mineralisiert, versteinert.
Schalenstein	Findlinge mit locker verteilten, rundlichen Vertiefungen von Marmel bis Tassengröße, die durch Menschenhand geschaffen wurden. Ein weltweites Phänomen auf allen Kontinenten. Sinn und Zweck dieser Bearbeitungen bleiben ein ungelöstes Rätsel.
Brillant/Diamant	Der Brillant ist ein Diamant mit speziellem Schliff. Der Schliff heißt Brillantschliff und wurde um 1910 entwickelt. Seine Merkmale sind mindestens 32 Facetten plus Tafel im Oberteil, sowie mindestens 24 Facetten plus Spitze im Unterteil. Diamanten sind die härtesten natürlichen Stoffe. Sie bilden sich unter hohem Druck und hohen Temperaturen in einer Tiefe von etwa 150 Kilometern im Erdmantel.
Teufelsstein	Auch »Teufelsburdi«, Heidenstein genannt: Bezeichnung für Findlingsblöcke aus Gneis und Granit, die von Gletschern aus den Alpen ins Mittelland transportiert worden sind.
Chindlistein	Gesteinsblöcke mit Furchen. Unter ihnen wurden Kinder »hervorgeholt«. Kinderlose Ehepaare besuchten die Steine in der Silvesternacht.

◻ **Abb. 10.60** Übung 8: Begriffe rund um Steine – Lösung

Rund um den Punkt – Lösung

Den macht man jemandem klar.	Standpunkt
Der wird gesetzt.	Schwerpunkt
Hier brennt's.	Brennpunkt
Der ist schwierig zu lösen.	Knackpunkt
Hier verflüssigen sich feste Stoffe bei Erwärmung.	Schmelzpunkt
Bis hier geht es gut.	kritischer Punkt
Ein Satzzeichen.	Strichpunkt
Das Entscheidende, Wesentliche.	springender Punkt
Ansichtssache.	Gesichtspunkt
Jetzt ist genug.	mach einen Punkt
Der tut weh.	wunder Punkt
Dieser Punkt ist gut befestigt.	Stützpunkt
Da kommt man nicht weiter.	toter Punkt
Weiter geht's nicht.	Schlusspunkt
Da treffen sich parallele Linien.	Fluchtpunkt
Zur rechten Zeit.	pünktlich
So ist es.	punktum
Von hier aus geht es los.	Ausgangspunkt

Weitere Begriffe: Siedepunkt, Scheitelpunkt, Ruhepunkt, Drehpunkt, Angelpunkt, Wendepunkt, Höhepunkt, neuralgischer Punkt, Fixpunkt, Aussichtspunkt, Kulminationspunkt

◼ **Abb. 10.61**   Übung 9: Rund um den Punkt – Lösung

Sprache – Wortschatz aktivieren, Wortschatz erweitern, Formulieren		
Übung 10	**Aus dem Wortschatz des Meteorologen**	**Seite 1**

Aus dem Wortschatz des Meteorologen – Lösung

Kennen Sie diese Begriffe?	Umschreibung
Kalmen	Von franz. calme = ruhig Kalmen sind nahezu windstille Gebiete im Bereich des Äquators. Beständig wehende, nordöstliche Passatwinde der Nordhalbkugel und südöstliche Passatwinde der Südhalbkugel treffen aufeinander. Erwärmte Luft steigt auf und strömt in der Höhe zu den Polen. Der Luftdruck sinkt. Die Kalmen waren früher bei den Seeleuten gefürchtet, da die Segelschiffe oft monatelang in der Flaute festsaßen.
Rossbreiten	Nördlich und südlich der Kalmen entwickeln sich Gebiete mit ständigem hohem Luftdruck, in denen auch fast immer Windstille herrscht. Wochenlang saßen die Schiffe fest und trennten sich von den Pferden, die viel Wasser brauchten. In den Rossbreiten befinden sich oft Wüsten (Sahara).
Fronten	Prallen kalte und warme Luftmassen aufeinander, ändert sich das Wetter dort, wo sie sich begegnen. Diese »Berührungsfläche« heißt Front. Bei einer **Warmfront** dringt warme Luftmasse in das Territorium einer kalten ein. Die leichtere warme Luft steigt auf, kühlt sich ab, Wolken bilden sich, es folgt ein anhaltender Landregen. Bei einer **Kaltfront** treffen kalte Luftmassen auf warme. Die warme Luft steigt rascher auf als bei einer Warmfront, es kommt zu heftigen Niederschlägen und Gewitter.
Okklusion	Neben Warm- und Kaltfronten gibt es noch eine dritte Luftmassengrenze, die Okklusion. Eine Kaltfront **überlagert** eine Warmfront. Okkludierte Fronten bringen Niederschläge und wechselhaftes, windiges Wetter.
Hektopascal	Gilt heute als Masseinheit des Luftdrucks. Auf Meereshöhe liegt der Luftdruck durchschnittlich bei 1013 Hektopascal. Wenn wir uns schnell in die Höhe bewegen, können wir den Überdruck in unserem Körper nicht schnell genug ausgleichen, dann spüren wir den Luftdruck (Knacken und Sausen im Ohr).
Beaufort	Ist eine von Sir Francis Beaufort entwickelte Wind-Mess-Skala. Es gibt 12 Stärken. Windstärke 0 = Windstille. Windstärke 12 = Orkan, ca. 120 Stundenkilometer.
Hurrikan	Wirbelsturm in Amerika
Zyklon	Wirbelsturm im Indischen Ozean
Taifun	Wirbelsturm im Westpazifik
Willy-Willy	Wirbelsturm in Australien
Tornado	Kleiner, aber verheerender Wirbelsturm über dem Festland. Seine Sogwirkung kann Gebäude, Autos und Bäume emporreißen.

■ **Abb. 10.62** Übung 10: Aus dem Wortschatz des Meteorologen – Lösung

Sprache – Sprachkenntnisse, Sprachgefühl

Übung 11	Deutsch	Seite 1

Deutsch – Lösung

Das sind Teutonismen, Austriazismen, Helvetismen.

Apfelsine	Teutonismus	Orange
Estrich	Helvetismus	Dachboden
Lavabo	Helvetismus	Waschbecken
fesch	Austriazismus	flott, schneidig
Camion	Helvetismus	Lastwagen
Fiaker	Austriazismus	Pferdedroschke
Fleischhauer	Austriazismus	Metzger
gschmackig	Austriazismus	wohlschmeckend
Sprudel	Teutonismus	Mineralwasser
Sackmesser	Helvetismus	Taschenmesser
Bürgersteig	Teutonismus	Gehsteig, Trottoir
Frittaten	Austriazismus	Suppeneinlage
Fürsprecher	Helvetismus	Anwalt
Türfalle	Helvetismus	Türklinke
Gardine	Teutonismus	Vorhang
selchen	Austriazismus	räuchern
Velo	Helvetismus	Fahrrad
lecker	Teutonismus	gut, fein
deftig	Teutonismus	kräftig, gehaltvoll
bohnern	Teutonismus	mit Bodenwachs polieren
Götti	Helvetismus	Pate
Pellkartoffel	Teutonismus	gekochte Erdäpfel
Karfiol	Austriazismus	Blumenkohl
Goal	Helvetismus	Tor (Fußball)
Paradeiser	Austriazismus	Tomate

Abb. 10.63 Übung 11: Deutsch – Lösung

Akrostichon 1 – mögliche Lösung
Regen

Rosa erntet gerne eine Nuss

Ruth Etter gestaltet elf Naturbilder

Robert Ernst gehorchte einmal nicht.

Riesige Echsen grüßen ein Nashorn.

◨ **Abb. 10.64**   Übung 12: Akrostichon 1 – mögliche Lösung

Sprache – Wortfindung, Fantasie, Konzentration		
Übung 13	**Akrostichon 2**	**Seite 1**

Akrostichon 2 – mögliche Lösung
Apfel

Am Pfahl fehlt ein Loch.

Alle Pfarrer fordern eine Lohnerhöhung.

Acht Pfadfinder feilen elf Löcher.

Am Pult fehlt ein Lehrer.

◘ **Abb. 10.65** Übung 13: Akrostichon 2 – mögliche Lösung

Übung 14	Akrostichon 3	Seite 1

Akrostichon 3 – mögliche Lösung
Banane

Bea achtet nicht auf neue Eindrücke.

Beurteilt Achim neue Aufgaben nur einmal?

Beide Affen nagen an nassen Erdnüssen.

Bald altern neue Anschaffungen nach Einkauf.

⬛ **Abb. 10.66**   Übung 14: Akrostichon 3 – mögliche Lösung

Übung 15	Akrostichon 4	Seite 1

Akrostichon 4 – mögliche Lösung
Merken

Morgen erhält Rolf Keller eine Niete.

Mahlt Erna Riniker Korn eines nachts?

Mich erstaunt Roberts kalte Eitelkeit nur.

Mittags empfängt Rita kleine eitle Nixen.

◩ **Abb. 10.67**   Übung 15: Akrostichon 4 – mögliche Lösung

Neue Wörter entstehen - Lösungen

»Verdeutschte« Wörter

	Deutsch
Observatorium	Sternwarte
Motiv	Beweggrund
Karikatur	Zerrbild
traitable	handlich
Moment	Augenblick
Horizont	Gesichtskreis
Autor	Verfasser
Kontrakt	Vertrag

Das deutsche Wort heißt:

	Deutsch
Aviatik	Flugwesen
Aeroplan	Flugzeug
Aerodrom	Flugplatz
Aeronautik	Luftfahrt
Aviatiker	Flugtechniker, Kenner d. Flugwesens

Sprachliche Neuschöpfungen:

blubbern	aufsteigende Wasserblasen
bullern	der Ofen bullert, poltert, im Ofen
mähen	blöken (Schafe)
nutschen	lutschen
sirren	hell klingen, surren

◻ **Abb. 10.68** Übung 16: Neue Wörter entstehen – Lösung

Sprache – Sprachkenntnisse aktivieren, erweitern

Übung 16	Neue Wörter entstehen	Seite 2

Jugendsprache – Lösung

Babo	Chef, Anführer Bestimmter
Naturwollsocken	stark behaarte Beine
Amöbenhirn	dumm
ist mir Wayne!	ist mir egal!
Maul	halt die Klappe!
Tee	T-Shirt
Zweitwohnung	Damenhandtasche
Vertreterschal	Krawatte
aufpimpen	hübsch machen, aufdonnern
guttenbergen	abschreiben
Läppi	Laptop
Zickenrumble	Streit unter Mädchen
mensen	in der Mensa essen
resetten	rückgängig machen

Abkürzungen:

BFF	Best Friend Forever!
OMG	Oh, mein Gott!
GuK	Gruß und Kuss
3n	nie, niemals, nirgendwo
Rumia	Ruf mich an!

◘ **Abb. 10.68** Fortsetzung

Räumliche Wahrnehmung und Vorstellung – Merkfähigkeit üben		
Übung 1	Jede Figur an ihren Platz!	Seite 1

Jede Figur an ihren Platz! - Lösung

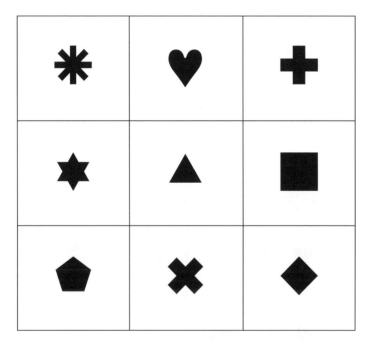

Jetzt noch eine Aufgabe zur Merkfähigkeit

Merken Sie sich diese Figuren und ihre Position in diesem Quadrat.

Gehen Sie zurück zu den Übungen »Räumliche Wahrnehmung und Vorstellung«. Dort finden Sie ein Quadrat, wo die Figuren anders angeordnet sind. Was fehlt, was ist dazugekommen?

■ **Abb. 10.69**   Übung 1: Jede Figur an ihren Platz – Lösung

Räumliche Wahrnehmung und Vorstellung – Merkfähigkeit üben

Übung 1	Jede Figur an ihren Platz!	Seite 2

Jede Figur an ihren Platz - andere Anordnung - Lösung

1. ◆ fehlt
2. ✳ ist dazugekommen

Vergleichen Sie:

1. Anordnung			Andere Anordnung		
✳	♥	✚	■	✦	♥
✦	▲	■	✳	⬟	✳
⬟	✖	◆	▲	✚	♥

© 2014, Springer-Verlag Berlin Heidelberg. Aus: Frick-Salzmann, A.: Geistig vital

▣ **Abb. 10.69** Fortsetzung

Räumliche Wahrnehmung und Vorstellung

| Übung 2 | Spiegelbildlich zeichnen | Seite 1 |

Spiegelbildlich zeichnen - Lösung

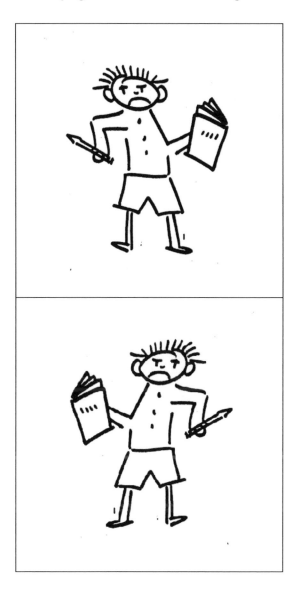

Abb. 10.70 Übung 2: Spiegelbildlich zeichnen – Lösung

Räumliche Wahrnehmung und Vorstellung		
Übung 3	Folgen Sie dem Weg der Spinne!	Seite 1

Folgen Sie dem Weg der Spinne! – Lösung

1	2	3	9	14	8	13	7	12	6	11	17	18	19	20	16	15	10	4	5

◘ **Abb. 10.71**   Übung 3: Folgen Sie dem Weg der Spinne! – Lösung

Räumliche Wahrnehmung und Vorstellung – Merkfähigkeit üben

| Übung 4 | Figuren richtig einsetzen! | Seite 1 |

Figuren richtig einsetzen! – Lösung

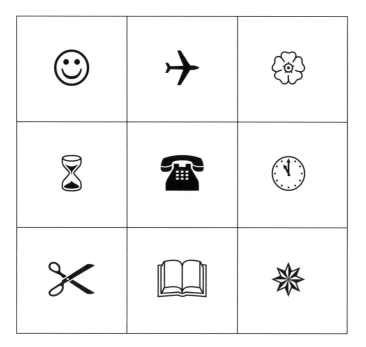

Jetzt noch eine Aufgabe zur Merkfähigkeit

Merken Sie sich diese Figuren und ihre Position in diesem Quadrat.

Gehen Sie zurück zu den Übungen »Räumliche Wahrnehmung und Vorstellung«. Dort finden Sie ein Quadrat, wo die Figuren anders angeordnet sind. Was fehlt, was ist dazu gekommen?

🔲 **Abb. 10.72** Übung 4: Figuren richtig einsetzen – Lösungen

Räumliche Wahrnehmung und Vorstellung – Merkfähigkeit üben

Übung 4	Figuren richtig einsetzen!	Seite 2

Figuren richtig einsetzen! – andere Anordnung – Lösung

1. ⧖ und ☺ fehlen.

2. 🐁 und 🕷 sind dazugekommen.

Vergleichen Sie die beiden Quadrate:

1. Anordnung			Andere Anordnung		
☺	✈	✿	📖	✂	✳
⧖	☎	🕐	🕷	☎	🐁
✂	📖	✳	✿	✈	🕐

▣ Abb. 10.72 Fortsetzung

Symmetrischer Weg – Lösung

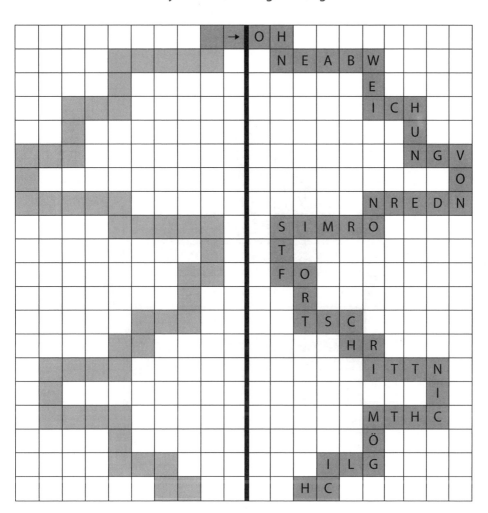

OHNE ABWEICHUNG VON DER NORM IST FORTSCHRITT NICHT MÖGLICH.

Frank Zappa, US-amerikanischer Komponist und Musiker

Abb. 10.73 Übung 5: Symmetrischer Weg – Lösung

| Übung 6 | Spiegelbild | Seite 1 |

Spiegelbild – Lösung

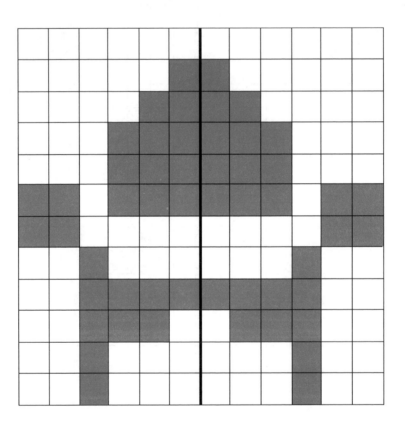

Abb. 10.74 Übung 6: Spiegelbild – Lösung

Literature

100% Jugendsprache 2014. Langenscheidt, München

Baddeley A (1993) La mémoire humaine. Théorie et pratique. Presse universitaire de Grenoble, Grenoble

Baddeley A (1999) Human memory. Theory and practice. Psychologie Press, East Sussex

Croisile B (Hrsg) (2006) Unser Gedächtnis. Erinnern und Vergessen. Wissenschaftliche Buchgesellschaft, Darmstadt

Croisile B (ed) (2008) Votre mémoire. La connaître, la tester, l'amélorier. Larousse, Paris

Dehaene S (2012) Lesen. btb, München

Everts R, Ritter B (2013) Memo, der vergessliche Elefant. Mit Gedächtnistraining spielerisch zum Lernerfolg. Hans Huber, Bern

Gedächtnissysteme. In: Schloffer H, Prang E, Frick-Salzmann A (Hrsg) (2009). Gedächtnistraining. Theoretische und praktische Grundlagen. Springer, Heidelberg. S. 34–43

Inaebnit L-C (1993) Les stratégies personnelles d'apprentissage: observation d'élèves de 1P et 2P. CVRP, Lausanne

Jia X, Liang P, Lu J, Yang Y, Zhong N, Li K (2011) Common and dissociable neural correlates associated with component processes of inductive reasoning. Neuroimage. Jun 15;56(4):2292–2299

Kandel E (2006) Auf der Suche nach dem Gedächtnis. Siedler, München

Klauer KJ (1989) Denktraining für Kinder I. Hogrefe, Göttingen

Klauer KJ (1991) Denktraining für Kinder II. Hogrefe, Göttingen

Klauer KJ (1993) Denktraining für Jugendliche. Hogrefe, Göttingen

Klauer KJ (Hrsg) (2001) Handbuch Kognitives Training. Hogrefe, Göttingen

Klauer KJ (2008) Training des induktiven Denkens. Fortschreibung der Metaanalyse von 2008. Zeitschrift für Pädagogische Psychologie 28:1–16

Klauer KJ (2011) Transfer des Lernens. Kohlhammer, Stuttgart

Klauer KJ (2012) Denksport für Ältere. Geistig fit bleiben, 3. Aufl. Hans Huber, Bern

Klauer KJ (2014) Training des induktiven Denkens. Fortschreibung der Metaanalyse von 2008. Zeitschrift für Pädagogische Psychologie, 28, 1–16

Klauer KJ, Rudinger G (1992) Kognitive, emotionale und soziale Aspekte des Alterns. Westdeutscher Verlag, Opladen

Marx E, Klauer KJ (2007) Keiner ist so schlau wie ich. Hefte I bis III. Vandenhoeck & Ruprecht, Göttingen

Perrig WJ, Wippich W, Perrig-Chiello P (1993) Unbewusste Informationsverarbeitung. Hans Huber, Bern

Perrig-Chiello P, Perrig WJ, Staehlin HP (1999) Wohlbefinden, Gesundheit und kognitive Kompetenzen im Alter, Ergebnisse der Basler Interdisziplinären Altersstudie IDA. Paul Haupt, Bern

Rebok GW, Ball K et al. (2014) Ten-year effects of the advanced cognitive training for independent and vital elderly cognitive training trial on cognition and everyday functioning in older adults. Journal American Geriatrics Society 62:16–24

Sommer H (1944) Kleine Namenkunde. Paul Haupt, Bern

Sommer H (1945) Von Sprachwandel und Sprachpflege. Francke, Bern

Vergessen. In: Schloffer H, Prang E, Frick-Salzmann A (Hrsg) (2009). Gedächtnistraining. Theoretische und praktische Grundlagen. Springer, Heidelberg. S. 44–52

Weinrich H (1996) Gibt es eine Kunst des Vergessens? Jacob Burckhardt-Gespräche auf Castelen. Schwabe, Basel

Wolf M (2009) Das lesende Gehirn. Wie der Mensch zum Lesen kam – und was es in unseren Köpfen bewirkt. Spektrum, Heidelberg

Wolinsky F et al. (2006) The effects of the ACTIVE cognitive training trial on clinically relevant declines in health-related quality of life. J of Gerontology 61B 5:281–287

Printing: Ten Brink, Meppel, The Netherlands
Binding: Ten Brink, Meppel, The Netherlands